Dzhumaboy Rakhmatovich Sanginov
Ilkhomidin Karimovich Niyazov

Cirurgias reconstrutivas no cancro dos órgãos da cabeça e do pescoço

Dzhumaboy Rakhmatovich Sanginov
Ilkhomidin Karimovich Niyazov

Cirurgias reconstrutivas no cancro dos órgãos da cabeça e do pescoço

Tratamento do cancro da cabeça e do pescoço tendo em conta a qualidade de vida dos doentes

ScienciaScripts

Conteúdo

Khojamuradov G.M. - Doutor em Ciências Médicas, Primeiro Vice-Ministro da Saúde e da Proteção Social da População da República do Tajiquistão
Rasulov S.R. - Doutor em Ciências Médicas, Diretor do Departamento de Oncologia da Instituição de Ensino Estatal "Instituto de Educação Avançada em Cuidados de Saúde" da República do Tajiquistão
Mirzoev M.Sh. - Doutor em Ciências Médicas, Chefe do Departamento de Cirurgia Oral e Maxilofacial e Dentisteria Pediátrica da Instituição de Ensino Estatal "Instituto de Educação Avançada em Cuidados de Saúde" da República do Tajiquistão

As neoplasias malignas dos órgãos da cabeça e do pescoço são um dos cancros mais comuns em oncologia clínica.

A monografia é dedicada ao problema mais difícil da tumorigénese da cabeça e do pescoço - o tratamento cirúrgico reconstrutivo. Uma revisão crítica da literatura, a frequência, a prevalência e o estadiamento do processo tumoral são considerados em pormenor, utilizando o nosso próprio material. É dada especial atenção às características dos defeitos após as intervenções cirúrgicas, à escolha dos métodos de reconstrução dos defeitos em função da localização e do estádio da doença, aos resultados imediatos e à distância, e são avaliados os parâmetros da qualidade de vida dos doentes antes e depois das intervenções reconstrutivas.

O livro foi concebido para médicos de oncologia, cirurgiões plásticos, cirurgiões maxilofaciais, pós-graduados, residentes e estudantes de universidades de medicina.

As últimas décadas têm-se caracterizado por um aumento constante das neoplasias malignas em todo o mundo. O cancro dos órgãos da cabeça e do pescoço é uma das patologias oncológicas mais comuns e representa cerca de 3% da estrutura total de morbilidade das neoplasias malignas, caracterizando-se por uma variedade de localizações, manifestações clínicas, dificuldades na eficácia dos métodos de tratamento e elevadas taxas de mortalidade. A variante morfológica predominante é o cancro de células escamosas. Um aspeto caraterístico do cancro da cabeça e do pescoço é a disseminação predominantemente loco-regional e a elevada taxa de recorrência.

Os êxitos alcançados no tratamento das fases iniciais dos cancros da cabeça e do pescoço não afectaram a taxa de sobrevivência global de 5 anos, que é de 65,9%. A escolha das tácticas de tratamento baseia-se geralmente na localização do tumor, no estádio TNM da doença e na avaliação dos possíveis efeitos secundários do tratamento. As fases iniciais do carcinoma de células escamosas dos órgãos da cabeça e do pescoço são objeto de tratamento cirúrgico em casos operáveis ou de tratamento por radiação no âmbito de um programa radical. Nos casos de processo localmente disseminado, são utilizadas abordagens combinadas e complexas.

Estudos recentes estabeleceram a vantagem do tratamento cirúrgico de doentes com cancro da cabeça e do pescoço no primeiro estádio. No entanto, o principal problema neste caso é a ocorrência de defeitos pós-operatórios extensos que perturbam as funções vitais básicas, o que leva à procura de métodos óptimos de reconstrução de defeitos, o que permite alargar as indicações para o tratamento cirúrgico, prevendo operações de reconstrução e reconstrução numa só fase.

A grande variedade e combinação de métodos de tratamento no contexto das complexas características anátomo-funcionais da região da cabeça e pescoço têm consequências específicas na qualidade de vida dos doentes, incluindo disfunções físicas, emocionais e sociais, que afectam a taxa de sobrevivência dos doentes. Esta circunstância deu origem à tendência para a procura e utilização de enxertos cutâneo-fasciais, mucoso-fasciais e cutâneo-musculares menos maciços, com o objetivo de encurtar o tempo de operação, reduzir as complicações específicas pós-operatórias e obter melhores resultados cosméticos.

No livro, com base em estudos clínicos próprios, tendo em conta as publicações científicas mais recentes, são destacados a frequência, a natureza e os métodos de reconstrução de defeitos após a remoção do cancro da cabeça e do pescoço, é analisada a frequência das complicações pós-operatórias, é desenvolvido o algoritmo de escolha do método ótimo de plastia em função das características anatomo-topográficas dos retalhos, da localização e da categoria de complexidade dos defeitos, e são avaliados os resultados imediatos e a longo prazo da reconstrução e a sua influência nos parâmetros da qualidade de vida.

A monografia destina-se a oncologistas, cirurgiões plásticos e maxilofaciais, pós-graduados, residentes clínicos e será muito útil para os estudantes finalistas das universidades de medicina.

Os autores expressam a sua sincera gratidão ao pessoal dos Departamentos de Oncologia Geral, Radiação e Quimioterapia, Patomorfologia do Centro Republicano de Investigação do Cancro (Diretor - Dr. M.Sc. Huseynzoda Z.H.) pela sua ajuda na realização do estudo clínico.

Doutor em Ciências Médicas, Professor do Departamento de Oncologia, Diagnóstico de Radiação e Radioterapia, Abuali

Ibni Sino TSMU, Trabalhador de Honra do Tajiquistão
D.R. Sanginov

Este livro é dedicado

Aos nossos doentes que, por destino, são confrontados com o cancro. Confiam as suas vidas à procura da cura da sua doença, do prolongamento e da melhoria da sua qualidade de vida. Todos os dias aprendemos com eles..... A sua coragem e paciência ajudam-nos a perseverar no nosso trabalho e dão-nos esperança para o futuro. Estas pessoas ocupam um lugar especial nos nossos corações. Estou-lhes profundamente grato pela confiança que depositaram na nossa força e nas nossas capacidades. Agradeço também a autorização para utilizar as suas fotografias para ilustrar este livro.

A todos os meus colegas e professores que me apoiaram durante todo o período em que trabalhei neste projeto. Em particular, ao meu supervisor - Professor Jumaboy Rakhmatovich Sanginov - pelo seu apoio, formação e orientação abrangentes. Graças à experiência de vida de Dzhumaboy Rakhmatovich Sanginov, aprendi muito, continuo a aprender e espero utilizar a sua experiência na minha vida futura.

E, claro, dedico-o aos meus pais e aos meus familiares. A eles devo tudo. Estou grata pela sua paciência, compreensão e apoio, sem os quais o trabalho neste livro não teria sido possível.

Candidato a Ciências Médicas, oncologista de tumores da cabeça e do pescoço, assistente do Departamento de Oncologia, Diagnóstico de Radiação e Radioterapia da Abuali ibni Sino TSMU

I.K. Niyazov

A anatomia da cabeça e do pescoço é definitivamente uma das partes mais desafiantes da ciência do corpo humano. Consequentemente, o domínio deste conhecimento clinicamente relevante e atrativo é uma das tarefas mais desafiantes para os estudantes de medicina, residentes de subespecialidades e médicos em exercício. Certamente, o sucesso de qualquer cirurgia de cabeça e pescoço, entre outros factores, está diretamente dependente do "fator conhecimento" da anatomia cirúrgica da área.

Na região da cabeça concentram-se os principais analisadores através dos quais uma pessoa interage com o mundo que a rodeia. Os dois principais sistemas vitais - respiratório e digestivo do chamado trato aerodigestivo - têm origem aqui. Além disso, qualquer cirurgia na zona facial pode prejudicar a estética de uma pessoa e deve ser efectuada tendo em conta as características funcionais e estéticas desta zona.

No pescoço estão localizados os principais vasos do tronco e os nervos vitais, cuja lesão intra-operatória pode ser fatal. Todas as características acima mencionadas levaram os cirurgiões de cabeça e pescoço a referir-se a esta área como um "campo minado".

A região da cabeça e do pescoço tem uma estrutura anatómica complexa e é constituída pelos seguintes órgãos e estruturas:

A faringe (faringe) é um tubo muscular largo situado entre o nariz, a boca e a laringe. A faringe tem três partes - a nasal, a oral e a laríngea. Por cima, a faringe está ligada à base do crânio (a parte basilar do osso occipital, à frente do tubérculo faríngeo). A parede superior da *faringe é* denominada abóbada faríngea *(fórnix faríngeo)*. Abaixo, a faringe continua para o esófago ao nível da 6ª-7ª vértebras cervicais. Posteriormente, a faringe é delimitada pela fáscia pré-vertebral (ver fáscia cervical). A parede anterior está praticamente ausente, porque através dela a faringe comunica com a cavidade nasal, a cavidade oral e a laringe. Nos lados, a faringe está ligada à lâmina medial dos processos em forma de asa do osso cuneiforme.

O espaço *orofaríngeo* (*spatium peripharyngeum*) situa-se atrás e nos lados da faringe. Divide-se em: o O espaço faríngeo (*spatium retropharyngeum*); o espaço faríngeo lateral (*sparium lateropharyngeum*).

Faringe nasal - É a parte superior da faringe, localizada atrás da cavidade nasal, acima do bordo inferior da cortina palatina.

Faringe oral - É a parte média da faringe e está ligada à cavidade oral através do istmo da faringe. É nesta parte da faringe que se encontram as vias respiratórias e o trato digestivo.

Faringe faríngea - É a parte inferior da faringe, situada atrás da laringe, desde o bordo superior da epiglote até ao bordo inferior da cartilagem anelar. A laringe, adjacente à parede anterior da faringe, projecta-se para dentro da cavidade faríngea. Nos lados desta saliência forma-se *o recessus piriformis* (recesso *piriforme*).

A parede da faringe é formada pelas seguintes camadas (de dentro para fora): *mucosa* (*túnica mucosa*). A mucosa da parte nasal é coberta por epitélio ciliar, a parte inferior - por epitélio neorovascular multicamadas. A mucosa contém glândulas faríngeas (*glandulae pharyngeales*). Base da *submucosa* (*tela submucosa*).

Fáscia faríngeo-basilar (fascia pharyngobasilaris). Trata-se de uma lâmina fibrosa, mais espessa na parte superior.

Músculos da faringe. A faringe tem dois grupos de músculos: longitudinais (dilatadores) e circulares (constritores). A camada circular de músculos é mais desenvolvida do que a longitudinal e consiste em três *constritores* - superior, médio e inferior (*t. constritor faríngeo superior, médio, inferior*). O constritor superior começa a partir da lâmina medial do processo em forma de asa do osso cuneiforme e da raiz da língua, o médio - a partir dos cornos do osso hioide, o inferior - a partir das cartilagens palpebral e tiroide da laringe. Além disso, as fibras dos constritores vão para trás, e os músculos dos lados direito e esquerdo encontram-se costas com costas ao longo da linha média, formando a sutura da *faringe* (*rafe faríngea*).

Músculos longitudinais: O músculo *estilofaríngeo* (*m.stylopharyngeus)* vai do processo estiloide até à parede da faringe. Puxa a faringe para cima e para trás. O músculo palatino da faringe e o seu feixe - o músculo trompete da faringe, que começa na parte cartilaginosa da tuba auditiva, puxa a faringe para cima. A fáscia faríngea cobre a superfície externa dos constritores da faringe.

Os vasos e os nervos da faringe.   Na parede da faringe
A artéria faríngea ascendente (a partir da artéria carótida externa), os ramos faríngeos (a partir do tronco tirocervical - ramos da artéria subclávia), os ramos faríngeos (a partir da artéria palatina ascendente - ramos da artéria facial) ramificam-se. O sangue venoso é drenado através do plexo faríngeo e depois das veias faríngeas para a veia jugular interna. Os vasos linfáticos da faringe vão para os gânglios linfáticos faríngeos e os gânglios linfáticos laterais profundos (jugular interna). A faringe é inervada por ramos dos nervos faríngeo lingual (IX par) e vago (X par), bem como por ramos laríngeo-faríngeos (do tronco simpático), que formam um plexo nervoso na parede da faringe.

O sistema linfático tem por função drenar o líquido dos tecidos, as proteínas plasmáticas e outros resíduos celulares para a corrente sanguínea e está também envolvido na defesa imunitária. Quando esta acumulação de substâncias entra nos vasos linfáticos, chama-se linfa. A linfa é então filtrada pelos gânglios linfáticos e enviada para o sistema venoso. O conhecimento da anatomia do fluxo linfático da cabeça e do pescoço é importante do ponto de vista clínico.

Sistema linfático da cabeça e do pescoço

Os vasos linfáticos da cabeça e do pescoço podem ser divididos em dois grupos principais: vasos superficiais e vasos profundos.

a) Vasos linfáticos superficiais - drenam a linfa do couro cabeludo, da face e do pescoço para o anel superficial de gânglios linfáticos na junção do pescoço e da cabeça.

б) Os vasos linfáticos profundos - cabeça e pescoço nascem dos gânglios linfáticos cervicais profundos. Convergem para formar os troncos linfáticos jugulares esquerdo e direito:

- Tronco linfático jugular esquerdo - liga-se ao ducto torácico na base do pescoço. Entra no sistema venoso através da veia subclávia esquerda.

- Tronco linfático jugular direito - forma o ducto linfático direito na base do pescoço. Drena para o sistema venoso através da veia subclávia direita.

Os gânglios linfáticos da cabeça e do pescoço podem ser divididos em dois grupos: o anel superficial de gânglios linfáticos e o grupo vertical de gânglios linfáticos profundos.

Os gânglios linfáticos superficiais recebem a linfa do couro cabeludo, da face e do pescoço. Estão dispostos em forma de anel e estendem-se desde o queixo até à nuca. Acabam por drenar para os gânglios linfáticos profundos.

Occipital: existem normalmente 1-3 gânglios linfáticos occipitais. Localizam-se na parte de trás da cabeça, no bordo lateral do músculo trapézio, e recolhem a linfa da região occipital do couro cabeludo.

Mastoideia: Existem normalmente 2 gânglios linfáticos

mastoides, também designados por gânglios linfáticos posteriores. Estão localizados atrás da orelha e situam-se no local de inserção do músculo esternoclavicular-papilar no processo mastoide. Recolhem a linfa da parte de trás do pescoço, do ouvido superior e da parte de trás do canal auditivo externo.

Pré-maxilar: existem normalmente 1-3 gânglios linfáticos pré-maxilares. Estão localizados anteriormente ao pavilhão auricular e recolhem a linfa das áreas superficiais da face e da região temporal.

Parótida: Os gânglios linfáticos parotídeos são um pequeno grupo de gânglios localizados superficialmente à glândula parótida. Recolhem a linfa do nariz, da cavidade nasal, do canal auditivo externo, da cavidade timpânica e dos bordos laterais da órbita. Nas profundezas da glândula parótida encontram-se também os gânglios linfáticos parotídeos, que drenam as cavidades nasais e a nasofaringe.

Subcondral: Estes gânglios linfáticos estão situados superficialmente ao músculo ilíaco. Recolhem a linfa do lábio inferior central, do pavimento da boca e da ponta da língua.

Submandibulares: existem normalmente entre 3-6 nódulos submandibulares. Estão localizados por baixo do maxilar inferior, no triângulo submandibular, e recolhem a linfa das bochechas, dos lados do nariz, do lábio superior, dos lados do lábio inferior, das gengivas e da parte da frente da língua. Também recebem linfa dos gânglios linfáticos subcutâneos e faciais.

Facial: este grupo inclui o maxilar/suborbital, a bochecha e os maxilares supra-mandibulares gânglios linfáticos. Recolhem a linfa das membranas mucosas do nariz e das bochechas, das pálpebras e da conjuntiva.

Cervicais superficiais: Os gânglios linfáticos cervicais superficiais podem ser divididos em gânglios cervicais superficiais anteriores e gânglios linfáticos cervicais superficiais laterais posteriores. Os nódulos anteriores estão localizados perto da veia jugular anterior e recolhem a linfa das superfícies superficiais da frente do pescoço. Os gânglios laterais posteriores estão localizados perto da veia jugular externa e recolhem a linfa das superfícies superficiais do pescoço (Fig. 1).

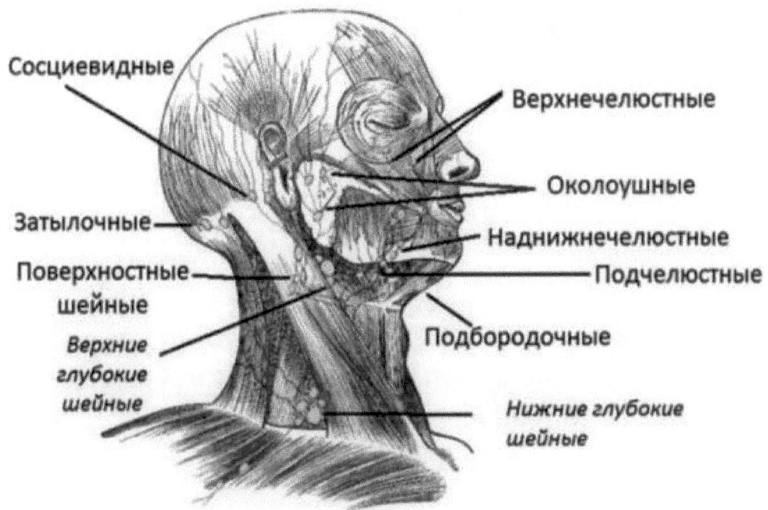

Figura 1. Gânglios linfáticos superficiais e profundos da cabeça e do pescoço.

Os gânglios linfáticos profundos (cervicais) recebem toda a linfa da cabeça e do pescoço - direta ou indiretamente através dos gânglios linfáticos superficiais. Estão organizados numa cadeia vertical situada na proximidade da veia jugular interna na bainha carotídea. Os vasos de saída dos gânglios linfáticos cervicais profundos convergem para formar os troncos linfáticos jugulares.

Podem ser divididos em gânglios linfáticos cervicais profundos superiores e inferiores. Existem muitos, mas incluem os gânglios pré-faríngeos, pré-traqueais, paratraqueais, retrofaríngeos, subfaríngeos, jugular-bicefaríngeos (amígdalas), jugular-hioideus e supraclaviculares (Fig. 2).

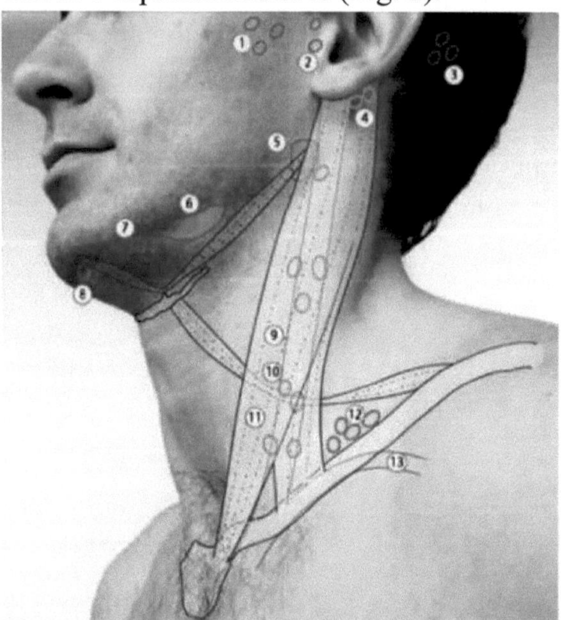

Figura 2. Gânglios linfáticos da cabeça e pescoço:
1. parótida, 2. Auricular anterior, 3. Occipital, 4. Papilar, 5. Jugular-bilíaca (grupo cervical profundo superior), 6. glândula salivar submandibular 7. Nódulos submandibulares. 8. Nódulos submandibulares. 9. Nódulos da jugular interna. 10. Grupo cervical profundo inferior, 11. Esternoclaviculares-papilares, 12.
Nódulos supraclaviculares. 13. Passagem da veia subclávia para a veia axilar.

Fluxo linfático dos órgãos da cabeça e do pescoço

O fluxo linfático do lábio inferior e da mandíbula dirige-se aos gânglios submandibulares e aos gânglios do queixo através de vasos linfáticos. A partir da glândula salivar parótida, o fluxo linfático dirige-se para os gânglios linfáticos parotídeos. A partir das glândulas salivares hioide e submandibular, o fluxo linfático ocorre nos gânglios linfáticos submandibulares. A partir dos dentes do maxilar superior, ocorre a drenagem da linfa:

- para os gânglios linfáticos submandibulares.
- para os gânglios linfáticos da parótida.
- para os gânglios linfáticos occipitais.

A partir dos dentes do maxilar inferior, o fluxo linfático dirige-se para os gânglios linfáticos submandibulares. Dos caninos e incisivos do maxilar superior, o fluxo linfático dirige-se para os gânglios linfáticos da linha do maxilar. A partir da língua, ocorre o fluxo linfático:

- para os gânglios linfáticos da linha da mandíbula.
- para os gânglios linfáticos submandibulares.
- nos gânglios linfáticos da faringe.

A partir de todos estes grupos de gânglios linfáticos regionais, a linfa é drenada para os gânglios linfáticos cervicais profundos, a partir dos quais a linfa é encaminhada para os troncos jugulares direito e esquerdo.

- **O tronco jugular esquerdo** drena a linfa do lado esquerdo da cabeça e do pescoço para o ducto torácico.
- **O tronco** linfático **direito** drena a linfa do lado direito da cabeça e do pescoço para o ducto linfático direito. A partir do ducto linfático direito e dos ductos torácicos, a linfa flui depois para os ângulos venosos correspondentes, direito e esquerdo, formados pela confluência das veias subclávia e jugular interna.

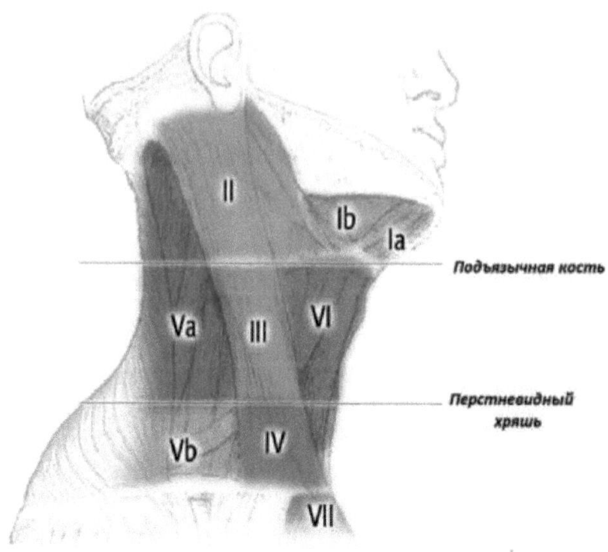

Figura 3. Níveis dos gânglios linfáticos

Significado clínico do nódulo de Virchow. O nódulo de Virchow é um nódulo supraclavicular localizado na fossa supraclavicular esquerda (localizada imediatamente acima da clavícula). Recebe a drenagem linfática do abdómen. O achado de um gânglio de Virchow aumentado é designado por sinal de Troisier e indica a presença de cancro no abdómen, particularmente cancro gástrico que se espalhou através dos vasos linfáticos.

Anel faríngeo linfoide de Pirogov-Waldeyer

O anel faríngeo de Waldeyer refere-se ao conjunto de tecido linfático que envolve a parte superior da faringe. Este tecido linfático responde a agentes patogénicos que podem ser ingeridos ou inalados. É formado pelas amígdalas da faringe e pelo istmo da faringe:

1. Amígdalas palatinas direita e esquerda;
2. Amígdalas tubárias direita e esquerda;
3. A amígdala faríngea;

4. A amígdala lingual.

As amígdalas que compõem o anel são as seguintes:

1. Amígdala lingual - localizada na base posterior da língua, formando a parte anterolateral do anel.

2. Amígdalas palatinas - localizadas de cada lado entre os arcos palato-lingual e palatofaríngeo. São as "amígdalas" comuns que podem ser vistas na boca. Formam o lado do anel.

3. Amígdalas tubárias - estão localizadas onde cada trompa de Eustáquio se abre para a nasofaringe e formam o lado do anel.

4. A amígdala faríngea - também chamada amígdala nasofaríngea /

A amígdala adenoide está localizada no teto da nasofaringe, atrás da úvula e forma a parte posterior-superior do anel (Fig. 4).

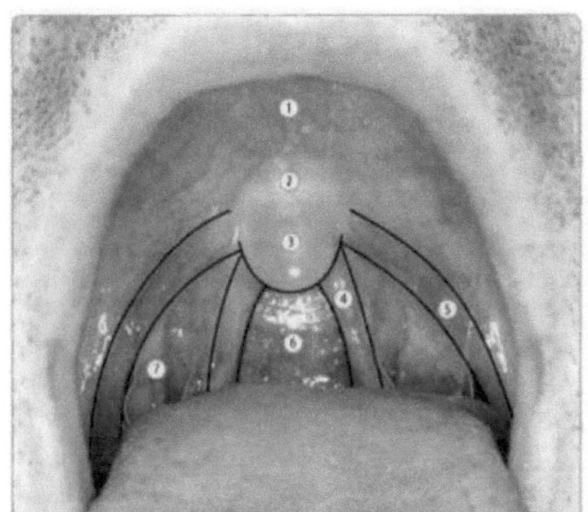

Fig. 4. Glândulas palatinas, orofaringe, úvula e
tonsilas palatinas:

1. Céu sólido. 2. Céu suave. 3. A úvula. 4. O arco palatofaríngeo. 5. Arco palatino-lingual. 6. Parede posterior da orofaringe. 7. Limites da localização das tonsilas palatinas (linha verde).

Significado clínico: inflamação das amígdalas (amigdalite)

As amígdalas palatinas podem ficar inflamadas devido a uma

infeção viral ou bacteriana. Neste caso, aparecem vermelhas e aumentadas de tamanho e são acompanhadas por um aumento dos gânglios linfáticos jugulares. A infeção crónica das amígdalas palatinas pode ser tratada através da sua remoção, a amigdalectomia. Quando se realiza uma amigdalectomia, pode ocorrer hemorragia, principalmente da veia palatina externa e, secundariamente, do ramo amigdalino da artéria facial.

Se a infeção se espalhar para o tecido peritonsilar, pode provocar a formação de um abcesso. Este pode

causam um desvio da úvula, conhecido como dor de garganta, que pode ser complicado por inchaço e encerramento da faringe. Esta complicação é tratada com drenagem do abcesso e antibióticos (Figura 5).

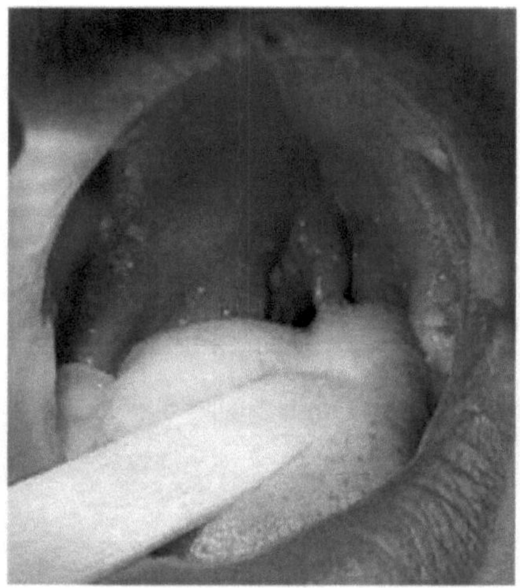

Figura 5. Angina - inflamação do tecido peritonsilar, úvula desviado para a direita devido a uma inflamação.

Drenagem linfática do cérebro

Pensava-se que os vasos linfáticos no cérebro estavam ausentes até que os cientistas descobriram vasos linfáticos no cérebro de ratos e depois de humanos em 2015. Estão em curso trabalhos para identificar e caraterizar os vasos linfáticos envolvidos.

Anomalias da faringe

Incompletude do palato mole - que leva a uma deglutição deficiente (ingestão de alimentos e líquidos na nasofaringe e na cavidade nasal) e à função da fala (nasalidade aberta). O exame revela uma fenda sagital do palato mole no meio do mesmo, muitas vezes a úvula está ausente ou, pelo contrário, bifurcada. O tratamento desta anomalia é cirúrgico - plastia do palato mole.

Falha no **fecho da segunda fenda branquial** e formação de um canal ramificado que vai da fossa supramandibular até ao palato mole. Este canal é de alguma importância na patogénese dos abcessos paratonsilares.

Fístulas (quistos) médias e laterais do pescoço. Estas passagens têm origem na faringe e estendem-se até à parte inferior do pescoço.

O canal médio vai desde a raiz da língua, passando pelo corpo do osso hioide, até à glândula tiroide. Forma o quisto mediano do pescoço se não estiver fechado.

O canal lateral tem origem no seio em forma de pera da laringofaringe e desce ao longo do músculo esternoclavicular-axilar, a partir do qual se pode formar um quisto lateral do pescoço. Ambos os quistos podem manifestar-se após uma infeção ou um traumatismo do pescoço, quando aparece uma massa semelhante a um tumor, indolor, móvel, que aumenta progressivamente de tamanho. Habitualmente, a massa infecta e esvazia-se através de uma fístula na pele.

Artérias da cabeça e do pescoço

A artéria carótida comum *(a. carotis communis)* ramifica-se do tronco braquial à direita e do arco aórtico à esquerda. O comprimento da artéria direita é de 6-12 cm e o da artéria esquerda é 2-3 cm mais longo. A artéria carótida comum situa-se por detrás dos músculos esternoclavicular-axilar e escapulohioideu e segue verticalmente para cima, à frente dos processos transversos das vértebras cervicais, sem emitir quaisquer ramos ao longo do seu trajeto.

A artéria carótida comum pode ser palpada e, se necessário, pressionada contra o tubérculo carotídeo no processo transverso da VI vértebra cervical lateral à laringe inferior.

A artéria carótida comum direita (*a. carotis communis dextra*) ramifica-se a partir do tronco braquiocefálico, enquanto a artéria carótida comum esquerda se ramifica a partir do arco aórtico. Neste contexto, a artéria carótida comum esquerda é 2,5-3 cm mais comprida do que a direita. Ao nível das articulações esternoclaviculares, as artérias carótidas comuns saem para o pescoço. No pescoço, as artérias estão localizadas no grande espaço interfascial, que é delimitado medialmente pela traqueia e pelo esófago, posteriormente pela fáscia vertebral anterior e pelo músculo escada anterior, e lateral e anteriormente pelo músculo esternoclavicular-papilar. No pescoço, as artérias carótidas comuns fazem parte do feixe neurovascular, que inclui, para além da artéria carótida comum, a veia jugular interna e o nervo vago. Regra geral, a artéria carótida comum não dá ramos, mas em alguns casos (especialmente com uma variante elevada de bifurcação), a artéria tiroideia superior pode ramificar-se da sua parte superior 0,2-1,5 cm abaixo da bifurcação.

A artéria carótida externa sobe no pescoço até à articulação temporomandibular, onde se divide nos seus ramos terminais: as artérias maxilar e temporal superficial. Todos os seus ramos fornecem sangue aos órgãos e parcialmente aos músculos do pescoço, aos tecidos moles da face e de toda a cabeça, às paredes da cavidade nasal, às paredes e aos órgãos da cavidade oral. Os ramos da artéria carótida externa correm como que ao longo dos raios do círculo correspondente à cabeça e podem ser divididos em três grupos de três artérias cada: grupos anterior, médio e posterior (Fig. b).

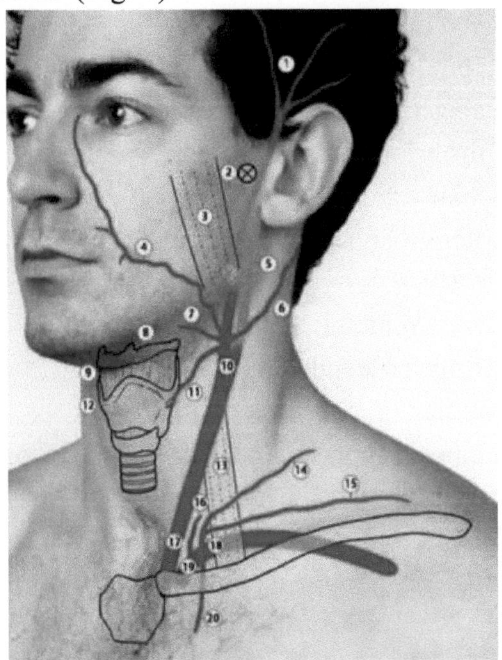

Figura 6. Artérias da face e do pescoço:

1. Artéria temporal superficial. 2. A artéria maxilar. 3. Artéria mastigatória. 4. Artéria facial. 5. Artéria carótida interna. 6. Artéria occipital. 7. Artéria lingual. 8. O corno maior do osso hioide. 9. Membrana hioide do hioide.   10.   Bifurcação   da artéria carótida.   11. Hioide   superior.
artéria tiroideia. 12. Maçã de Adão. 13. Músculo escada anterior.   14.   Artéria   cervical   transversa.   15.   Artéria supraescapular. 16. Artéria vertebral. 17. artéria carótida comum. 18. tronco escutelar 19. artéria subclávia. 20. Artéria torácica interna.

O grupo da frente inclui:

- a artéria tiroideia superior, que fornece sangue à glândula tiroideia, a laringe;

- artéria lingual - língua, amígdalas palatinas, membrana

mucosa da cavidade oral;

- artéria facial - tecidos moles do rosto, imitam os músculos.

O grupo traseiro inclui:

- artéria occipital, que fornece sangue aos músculos da parte posterior da cabeça, ao pavilhão auricular e à dura-máter;

- auricular posterior - a pele da parte posterior da cabeça, o pavilhão auricular e a cavidade timpânica;

- a artéria esternoclavicular-axilar ao músculo com o mesmo nome.

O grupo intermédio inclui:

- a artéria faríngea ascendente;

- a artéria maxilar;

- a artéria temporal superficial. Todas elas fornecem sangue às suas respectivas áreas da cabeça e do pescoço.

A artéria facial (*a. facialis*) ramifica-se da artéria carótida externa ao nível do ângulo da mandíbula, 3-5 mm acima da artéria lingual. Na área do triângulo submandibular, a artéria facial é adjacente à glândula submandibular (ou passa através dela), depois dobra-se sobre o bordo da mandíbula para a face (à frente do músculo masseter) e dirige-se para cima e para a frente, em direção ao canto da boca, e depois para a área do canto medial do olho.

Os seguintes ramos ramificam-se a partir da artéria facial:

1) *A artéria palatina ascendente (a. palatina ascendens)*, a partir da parte inicial da artéria facial, percorre a parede lateral da faringe, penetra entre os músculos da faringe e da faringe e fornece-lhes sangue.) Os ramos finais da artéria dirigem-se para a amígdala palatina, a parte faríngea da tuba auditiva e a mucosa faríngea;

2) *O ramo tonsilar (r. tonsillaris)* sobe pela parede lateral da faringe até à amígdala palatina, parede faríngea, raiz da língua;

3) *A artéria submental (a. submentalis)* segue a superfície

externa do músculo hioide maxilar até aos músculos do queixo e do pescoço acima do osso hioide.

No rosto, na zona do canto da boca, sair:

4) *artéria do lábio inferior (a. labialis inferior)* e 5) *artéria do lábio superior (a. labialis superior)*. Ambas as artérias correm para a espessura do lábio e fazem anastomose com artérias semelhantes do lado oposto;

6) a *artéria angular (a. angularis)* é o ramo terminal da artéria facial e corre para o canto medial do olho. Aqui anastomosa-se com a artéria nasal dorsal, um ramo da artéria ocular (do sistema da artéria carótida interna).

A artéria *maxilar (a. maxillaris)* é também o ramo terminal da artéria carótida externa. A parte inicial da artéria é coberta lateralmente pelo ramo mandibular. A artéria chega (ao nível do músculo da asa lateral) ao subescapular e depois à fossa palatina, onde se divide nos seus ramos terminais. De acordo com a topografia da artéria maxilar, distinguem-se nela três secções: maxilar, asa e asa palatina. As seguintes artérias ramificam-se a partir da artéria maxilar na sua secção maxilar:

1) A artéria auricular profunda (a. auricularis profunda) dirige-se para a articulação temporomandibular, para o canal auditivo externo e para a membrana timpânica;

2) A artéria timpânica anterior (a. tympanica anterior) segue através da fenda timpânica pedregosa do osso temporal até à membrana mucosa da cavidade timpânica;

3) A artéria alveolar inferior (a. alveolaris inferior) é uma artéria grande que entra no canal mandibular e dá origem a ramos dentários no seu trajeto. Esta artéria deixa o canal através da linha da mandíbula como a artéria do queixo, que se ramifica nos músculos da mímica e na pele do queixo

4) A artéria meníngea média (a. meningea media) é a maior de todas as artérias que alimentam a dura-máter. Esta artéria penetra na cavidade craniana através da abertura espinhosa da grande asa do osso cuneiforme, dá origem à artéria timpânica superior, que passa através do canal do músculo que estica a membrana timpânica até à membrana mucosa da cavidade timpânica, bem como ramos frontais e parietais até à dura-máter.

Na **secção da asa,** os ramos que alimentam os músculos masseteres ramificam-se da artéria maxilar:

1) a artéria masseter vai para o músculo com o mesmo nome;

2) as artérias temporais profundas anterior e posterior entram na espessura do músculo temporal;

3) Os ramos das asas vão para os músculos com o mesmo nome;

4) A artéria da bochecha está direccionada para o músculo da bochecha e para a mucosa da bochecha;

5) A artéria alveolar superior posterior penetra no seio maxilar através dos orifícios com o mesmo nome no tubérculo maxilar e fornece sangue à sua membrana mucosa, enquanto os seus ramos dentários fornecem sangue aos dentes e gengivas do maxilar.

A partir do terceiro, o **paladar da asa.**

A artéria maxilar tem três ramos terminais:

1) a artéria suborbital (a. infraorbitalis) passa para a cavidade ocular através da fenda ocular inferior, onde se ramifica para os músculos reto e oblíquo inferior do olho. Depois, através da abertura suborbital, esta artéria sai pelo canal com o mesmo nome para a face e fornece sangue aos músculos mímicos localizados na espessura do lábio superior, na zona do nariz e da pálpebra inferior, e à pele que os cobre. Aqui a artéria suborbital anastomosa-se com ramos das artérias facial e temporal superficial

2) a artéria palatina descendente (a. palatina descendens)

fornece sangue ao palato duro e mole através das artérias palatinas maior e menor, dá origem à artéria palatina cuneiforme, que passa através do orifício com o mesmo nome para a cavidade nasal, e às artérias nasais posteriores laterais e ramos septais posteriores para a mucosa nasal.

Artérias alveolares superiores anteriores, *aa. alveolares superiores anteriores,* que atravessam os canais na parede externa do seio maxilar e fornecem sangue aos dentes do maxilar, à gengiva e à membrana mucosa do seio maxilar. A artéria alveolar inferior (ramo mandibular do grupo de ramos terminais) dirige-se para baixo, entre o ramo mandibular e o músculo da asa medial, para o canal mandibular. Fornece sangue à mandíbula, aos dentes e às gengivas. O seu ramo terminal sai através do orifício com o mesmo nome para o queixo, onde se anastama com ramos da artéria facial. Os dentes, o periodonto, a gengiva e o processo alveolar dos maxilares são irrigados pela artéria maxilar, que emite ramos: a artéria alveolar inferior, a artéria alveolar superior posterior e a artéria suborbital, das quais se ramificam as artérias alveolares superiores anteriores e os ramos dentários. A artéria alveolar superior posterior (*a. alveolaris superior posterior*) origina-se na transição da artéria maxilar para a fossa maxilar, atrás do tubérculo maxilar. Através do forame alveolar póstero-superior, penetra no osso; divide-se em ramos dentários, passando juntamente com os nervos alveolares póstero-superiores para os canais alveolares na parede póstero-lateral do maxilar até às raízes dos grandes molares superiores. Os ramos peri-dentários ramificam-se dos *ramos dentários* para os tecidos que circundam as raízes dos dentes.

O periodonto é um complexo de tecidos que inclui o cemento radicular, o ligamento periodontal e o osso alveolar. O ligamento periodontal possui um rico suprimento sanguíneo. As principais fontes de fornecimento de sangue são as artérias alveolares. Ramos individuais atingem o periodonto apical e ascendem na direção da coroa antes de penetrarem na polpa dentária, enquanto as arteríolas gengivais penetram no ligamento periodontal, espalhando-se na direção apical. Além disso, um grande número de vasos penetra no ligamento periodontal através de forames ósseos. Assim, ao contrário da polpa dentária, o periodonto tem uma circulação colateral rica. A rede capilar também é bem desenvolvida. É mais pronunciada na área do tecido ósseo do que na superfície da raiz. Nas proximidades dos vasos existem capilares linfáticos que transportam a linfa para os gânglios linfáticos regionais.

Sistema venoso da cabeça e do pescoço

Seios da dura-máter. Os seios da dura-máter (seios), formados pela divisão da dura-máter em duas lâminas, são canais através dos quais o sangue venoso flui do cérebro para as veias jugulares internas. As lâminas da dura-máter, que formam o seio, estão fortemente esticadas e não colapsam. Por conseguinte, ao cortar os seios, estes não têm válvulas. Esta estrutura dos seios nasais permite que o sangue venoso flua livremente do cérebro, independentemente das flutuações da pressão intracraniana. Nas superfícies internas dos ossos do crânio, na localização dos seios da dura-máter, existem sulcos correspondentes. Distinguem-se os seguintes seios da dura-máter (Fig. 7).

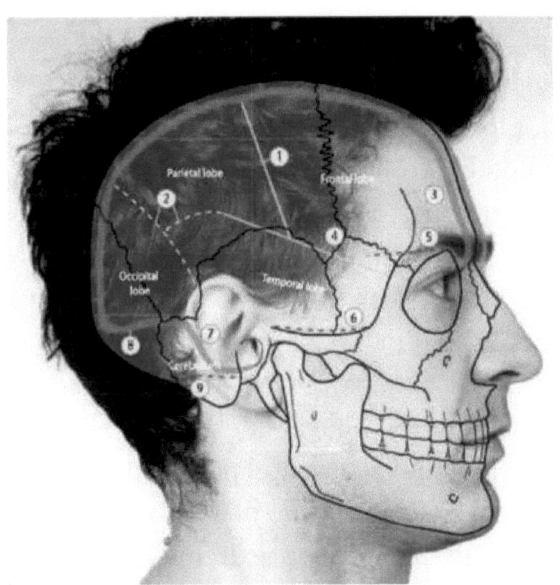

Figura 7. Seios venosos e lóbulos cerebrais:
1. O sulco central. 2. Divisão sugerida entre os lobos do cérebro (linha verde). 3. Seio sagital superior. 4. Sulco lateral do cérebro. 5. Fossa craniana anterior (linha vermelha). 6. Nível da fossa craniana média (linha vermelha). 7. Seio sigmoide. 8 Seio transverso. 9. Nível da fossa craniana posterior.

1. *O seio sagital superior (sinus sagittalis superior) localiza-se* ao longo de toda a borda externa (superior) da foice do grande cérebro, desde a crista do osso da treliça até a protrusão occipital interna. Nas suas partes anteriores, este seio tem anastomoses com as veias da cavidade nasal. A extremidade posterior do seio desemboca no seio transverso. À direita e à esquerda do seio sagital superior existem lacunas laterais que comunicam com ele. Trata-se de pequenas cavidades entre as camadas (lâminas) externa e interna da dura-máter, cujo número e tamanho são muito variáveis. As cavidades lacunares comunicam com a cavidade do seio sagital superior e nelas

desembocam as veias da dura-máter, as veias cerebrais e as veias diplóides.

2. *O seio sagital inferior (sinus sagittalis inferior)* localiza-se na espessura do bordo livre inferior do *sulco cerebral*; é muito mais pequeno do que o seio superior. Com a sua extremidade posterior, o seio sagital inferior desemboca no seio reto, na sua parte anterior, no local onde o bordo inferior do sulco cerebral encontra o bordo anterior da placa cerebelar.

3. *Seio reto (seio reto),* localizado sagitalmente na fenda do pedúnculo cerebelar ao longo da linha de fixação da foice cerebelar. O seio reto liga as extremidades posteriores dos seios sagitais superior e inferior. Além do seio sagital inferior, a veia cerebral magna desemboca na extremidade anterior do seio reto. Posteriormente, o seio reto desemboca no seio transverso, em sua parte média, chamada de drenagem do seio. A parte posterior do seio sagital superior e o seio occipital também entram aqui.

4. *O seio transverso (sinus transversus),* situa-se no local onde o pedúnculo cerebelar se afasta da dura-máter. Na superfície interna das escamas do osso occipital, um largo sulco do seio transverso corresponde a este seio. O local em que os seios sagital superior, occipital e reto desembocam nele é designado por drenagem sinusal (confluência dos seios). Nos lados direito e esquerdo, o seio transverso continua no seio sigmoide do respetivo lado,

5. *O seio occipital (sinus occipitalis)* situa-se na base do sulco cerebelar. Descendo ao longo da crista occipital interna, atinge o bordo posterior do forame occipital maior, onde se divide em dois ramos que cobrem a parte posterior e lateral do forame. Cada ramo do seio occipital desemboca no seio sigmoide do seu lado, e a sua extremidade superior no seio transverso.

6. *O seio sigmoide (sinus sigmoideus)* (emparelhado),

localizado no *sulco com o* mesmo nome na superfície interna do crânio, tem a forma de um S. Na área do forâme jugular, o seio sigmoide passa para a veia jugular interna.

7. *O seio cavernoso (sinus cavernosus),* emparelhado, está localizado na base do crânio, lateralmente à sela turca. A artéria carótida interna e alguns nervos cranianos passam por este seio. Este seio tem uma construção muito complexa sob a forma de cavernas que comunicam entre si, pelo que recebeu o seu nome. Entre os seios cavernosos direito e esquerdo existem comunicações (anastomoses) sob a forma de seios intercavernosos anterior e posterior, que se situam na espessura do diafragma da sela turca, à frente e atrás da glândula pituitária. O seio cavernoso anterior está ligado ao seio cuneiforme parietal e à veia ocular superior.

8. *Seio cuneiforme-parietal (sinus sphenoparietalis),* emparelhado, adjacente à margem posterior livre da pequena asa do osso cuneiforme, na fenda da dura-máter aqui fixada.

9. *Os seios pedunculados superior e inferior (seio petroso superior e seio petroso inferior),* emparelhados, encontram-se ao longo dos bordos superior e inferior da pirâmide do osso temporal. Ambos os seios participam na formação das vias de saída do sangue venoso do seio cavernoso para o seio sigmoide. Os seios pedunculados inferiores direito e esquerdo estão ligados por várias veias que se encontram na clivagem da dura-máter, na área do corpo do osso occipital, e que são designadas por plexo basilar. Este plexo liga-se ao plexo venoso vertebral interno através do forame occipital maior.

Veias diplóides. Na substância esponjosa dos ossos da *abóbada* craniana, a diploe, formam-se canais ósseos que se tornam *vv. diploicae*; a maioria das veias diploicas estende-se do topo até à base do crânio, onde podem ligar-se, através de aberturas nos ossos cranianos, às veias subcutâneas da abóbada craniana ou aos seios venosos da dura-máter. Existem conexões das veias superficiais da abóbada diretamente com os seios venosos. Distinguem-se as seguintes veias diploicas:

1) *frontal* (*v. diploica frontalis*);

2) temporal anterior e posterior (*vv. diploicae temporales anterior et posterior*);

3) occipital (*v. diploica occipitalis*). Estão situados nos ossos correspondentes aos seus nomes.

Veias emissárias. As veias do couro cabeludo estão ligadas às veias do crânio pelas veias emissárias.

A veia emissária parietal (*v. emissaria parietalis*) liga a veia temporal superficial à veia diploide temporal posterior e ao seio sagital superior através do forame parietal.

A veia emissária mastoidea (*v. emissaria mastoidea*) passa através do forame mastoide e liga a veia occipital e a veia diploide temporal posterior ao seio sigmoide.

A veia emissária condilar (*v. emissaria condilaris*) penetra no canal condilar e forma uma anastomose entre os plexos venosos vertebrais e a veia profunda do pescoço.

A veia emissária occipital (*v. emissaria occipitalis*) está localizada na abertura da protrusão occipital externa; liga a veia occipital à veia diploide occipital e ao seio transverso.

Veias superficiais e profundas da cabeça e do pescoço

A veia jugular interna (*v. Jugularis interna*) é um grande vaso que, tal como a veia jugular externa, recolhe o sangue da cabeça e do pescoço, das zonas correspondentes às ramificações das artérias carótidas externa e interna e das artérias vertebrais.

A veia jugular interna é uma continuação direta do seio sigmoide da dura-máter. Tem início ao nível do forame jugular, abaixo do qual existe uma pequena dilatação - o bolbo superior da veia jugular interna. No início, a veia corre atrás da artéria carótida interna, depois lateralmente. Ainda mais abaixo, a veia situa-se atrás da artéria carótida comum, numa bainha de tecido conjuntivo (fascial) comum com esta e com o nervo vago. Acima do local de confluência com a veia subclávia, a veia jugular interna tem uma segunda extensão - o bolbo inferior da veia jugular interna, e acima e abaixo do bolbo - uma válvula cada. Através do seio sigmoide, de onde se origina a veia jugular interna, o sangue venoso flui do sistema de seios da dura-máter. As veias cerebrais superficiais e profundas - as veias diplóides, bem como as veias oculares e as veias labirínticas - desembocam nestes seios, que podem ser considerados como tributários intracranianos da veia jugular interna (Fig. 8).

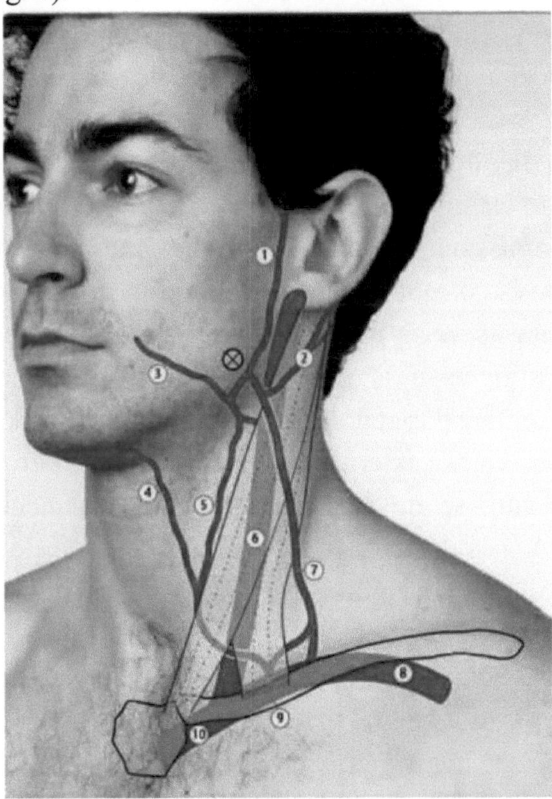

Figura 8. Veias superficiais e profundas da face e do pescoço.

31

1. Veia retromandibular. 2. Veia auricular posterior. 3. Veia facial. 4. Veia jugular anterior. 5. Veia comunicante. 6. Veia jugular interna. 7. Veia jugular externa. 8. Veia axilar. 9. Veia subclávia. 10. Braquiofemoral esquerda veia.

As veias *diploicas* (*vv. diploicae*) são veias sem válvulas, através das quais o sangue se afasta dos ossos do crânio. Na cavidade craniana, estas veias comunicam com as veias meníngeas e com os seios da dura-máter e, externamente, com as veias das coberturas externas da cabeça através de veias emissárias. As maiores veias diplóides são a veia diploide frontal, que desemboca no seio sagital superior, a veia diploide temporal anterior no seio parietal cuneiforme, a veia diploide temporal posterior na veia emissária da mastoide e a veia diploide occipital no seio transverso ou na veia emissária occipital.

Os seios da dura-máter ligam-se às veias situadas no revestimento externo da cabeça através das veias emissárias.

As veias emissárias estão localizadas em pequenos canais ósseos, através dos quais o sangue flui dos seios para o exterior, ou seja, para as veias que recolhem o sangue do exterior da cabeça. Distingue-se a *veia emissária parietal,* que passa através do forame parietal do osso epónimo e liga o seio sagital superior às veias externas da cabeça. A *veia emissária mastoideia* situa-se no canal do processo mastoideu do osso temporal. A *veia emissária do côndilo* entra pelo canal do côndilo do osso occipital. As veias emissárias parietal e mastóidea conectam o seio sigmoide com as tributárias da veia occipital, e a veia emissária do côndilo também se conecta com as veias do plexo vertebral externo.

As veias *oftálmicas superiores e inferiores* (*vv. ophthdlmicae superior et inferior*) não têm válvulas. A primeira delas, a maior, contém as veias do nariz e da testa, a pálpebra superior, o osso da rede, a glândula lacrimal, as membranas do globo ocular e a maior parte dos seus músculos. A veia ocular superior, na zona do canto medial do olho, anastomosa-se com a **veia facial** (*v. facialis*). A veia ocular inferior é formada a partir das veias da pálpebra inferior, dos músculos vizinhos do olho, situa-se na parede inferior da cavidade ocular sob o nervo ótico e desemboca na veia ocular superior, que sai da cavidade ocular através da fenda ocular superior e desemboca no seio cavernoso.

As veias do labirinto (*vv. labyrinthi*) saem do *labirinto* através do canal auditivo interno e fluem para o seio pedregoso inferior próximo.

Tributárias extracranianas da veia jugular interna:

1) As veias faríngeas (vv. faringes) não são valvuladas e transportam o sangue do **plexo faríngeo,** que se situa na superfície posterior da faringe. O sangue venoso da faringe, da tuba auditiva, do palato mole e da parte occipital da dura-máter drena para este plexo;

2) A veia lingual (v. lingualis), que é formada pelas veias dorsais da língua *(v. dorsales linguae)*, pela veia profunda da língua (v. *profunda linguae)* e pela veia hioide *(v. sublingualis);*

3) a veia tiroideia superior (v. thyroidea superior) desemboca por vezes na veia facial, é adjacente à artéria com o mesmo nome e tem válvulas. A veia *laríngea superior (v. laryngea superior)* e a *veia esternocleidomastoidea (v. sternocleidomastoidea)* desembocam na veia tiróidea superior. ₋Em alguns casos, uma das veias da tiroide zideteia lateralmente à veia jugular interna e desemboca nela independentemente como *veia média da tiroide (v. thyroidea media);*

4) A veia facial (v. facialis) desemboca na veia jugular interna ao nível do osso hioide. As veias mais pequenas formadas nos tecidos moles da face desembocam nela: veia angular (*v. angularis*), veia supra-orbitária, veias das pálpebras superiores e inferiores, veias nasais externas, veias labiais superiores e inferiores, veia palatina externa, veia do queixo, veias parótidas, veia facial profunda;

5) *A veia mandibular (v. retromandibularis) é um* grande vaso. Corre à frente da aurícula, passa pela glândula parótida atrás do ramo mandibular (para o exterior da artéria carótida externa) e desemboca na veia jugular interna. As veias auriculares anteriores, as veias temporais superficiais, médias e profundas, as veias da articulação temporomandibular e o plexo da asa, para o qual confluem as veias meníngeas médias, as veias da glândula parótida e as veias do ouvido médio, conduzem o sangue para a veia mandibular.

A veia jugular *externa* (v. *jugularis externa*) é formada na borda anterior do músculo esternoclavicular-papilar pela confluência de suas duas tributárias - a anterior, que é uma anastomose com a veia mandibular que desemboca na veia jugular interna, e a posterior, formada pela confluência das veias occipital e auricular posterior. A veia jugular externa percorre a superfície anterior do músculo esternoclavicular-papilar até à clavícula, penetra na placa anterotraqueal da fáscia cervical e desemboca no ângulo de confluência das veias subclávia e jugular interna ou no tronco comum com esta última na veia subclávia. Ao nível da sua desembocadura e no meio do pescoço, esta veia tem duas válvulas emparelhadas. A veia *supraescapular* e *as veias transversas do pescoço* desembocam na veia jugular externa.

A veia *jugular anterior* (v. *jugularis* anterior) é formada a partir das pequenas veias do mento, corre para baixo na região anterior do pescoço, penetra na placa pré-traqueal da fáscia cervical e penetra no espaço supraglótico interfascial. Neste espaço, as veias jugulares anteriores esquerda e direita estão ligadas por uma anastomose transversal, formando o **arco venoso jugular.** Este arco desemboca na veia jugular externa dos lados direito e esquerdo.

A veia *subclávia (v. subclavia) é* um tronco não pareado, é uma continuação da veia axilar, corre à frente do músculo escada anterior desde o bordo lateral da I costela até à articulação esternoclavicular, atrás da qual se liga à veia jugular interna. No início e no fim da veia subclávia tem válvulas, a veia não tem tributários permanentes. As veias torácicas e a veia escapular dorsal desembocam mais frequentemente na veia subclávia.

Nervos cranianos

*I par. **O nervo olfativo, n. olphactorius** -* sem núcleos, é uma saída do cérebro. Por função - sensibilidade específica, olfato. Saída do cérebro - bolbos olfactivos (hipotálamo, cérebro intermédio). Saída do crânio - placa perfurada do osso da rede. O nervo representa 15-20 filamentos olfactivos. A zona de inervação é a mucosa da passagem nasal superior e a concha nasal superior (zona olfactiva).

*II par. **Nervo ótico, n. opticus** -* Não tem núcleos, é uma saída do cérebro. Por função - sensibilidade específica, visão. Sai do cérebro através da junção ótica (hipotálamo, cérebro intermédio). Sai do crânio através do canal ótico. O nervo tem quatro partes: ocular, ocular, tubular e craniano e tem as mesmas bainhas que o cérebro. A zona de inervação é a retina (bastonetes e cones).

*III par. **Nervo oculomotor, n. oculomotorius** -* núcleos - núcleo motor do nervo oculomotor, núcleo central dorsal de Perlia, núcleo suplementar de Jakubowicz. Sai do cérebro através da fossa interfossa. Na cavidade craniana, passa através do seio cavernoso. Sai do crânio através da fissura ocular superior. Zona de inervação: As fibras motoras inervam: os músculos do globo ocular: o músculo que eleva a pálpebra superior, o músculo reto superior, os músculos reto medial e inferior e o músculo oblíquo inferior. Fibras autonómicas: Os corpos dos primeiros neurónios situam-se nos núcleos

Perlia e Jakubovich. Os axónios dos primeiros neurónios, como parte do nervo, entram na órbita ocular, separam-se e vão para o gânglio ciliar, onde passam para os corpos dos segundos neurónios. Os axónios de dois neurónios vão mais longe como parte dos nervos ciliares curtos do 5º par e inervam o músculo ciliar do olho e o esfíncter da pupila. Sinais de lesão do III par:

- ptose palpebral (blefaroptose),
- dilatação da pupila (midríase),
- Diplopia (visão dupla),
- Estrabismo divergente (estrobismo).

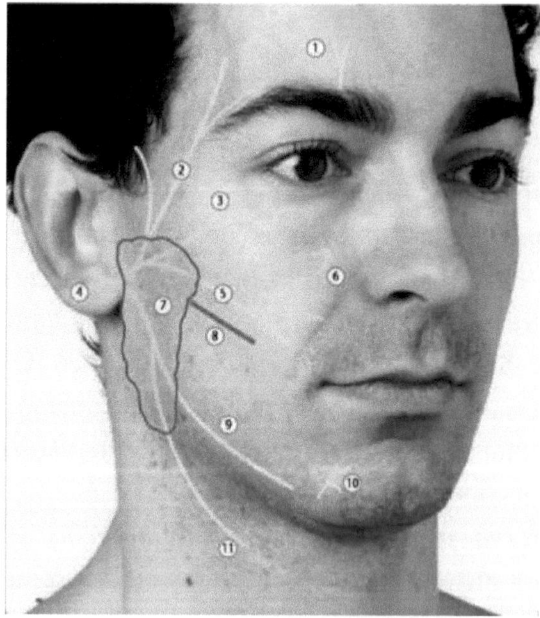

Figura 9. Nervos facial e trigémeo, glândula salivar parótida. 1. Nervo supraorbital. 2. Nervo facial: ramo temporal. 3. Nervo facial: ramo zigomático. 4. Tronco do nervo facial. 5.

Nervo facial: ramos da bochecha. 6. Nervo suborbital. 7. Glândula salivar parótida (linhas verdes). 8. O ducto da glândula parótida. 9. Nervo facial: ramo mandibular marginal. 10. Nervo do queixo. 11. Ramos cervicais do nervo facial.

Estrutura muscular do rosto e do pescoço

Os músculos do pescoço são uma grande variedade de músculos superficiais, mediais e profundos. Os músculos do pescoço são os principais responsáveis pela flexão e outros movimentos da cabeça em todas as direcções. Além disso, desempenham várias outras funções: manter a cabeça em equilíbrio, ajudar a engolir e a pronunciar os sons. Os músculos do pescoço estão intimamente ligados a várias estruturas importantes e, ao contrário dos músculos faciais, estão cobertos por uma fáscia densa.

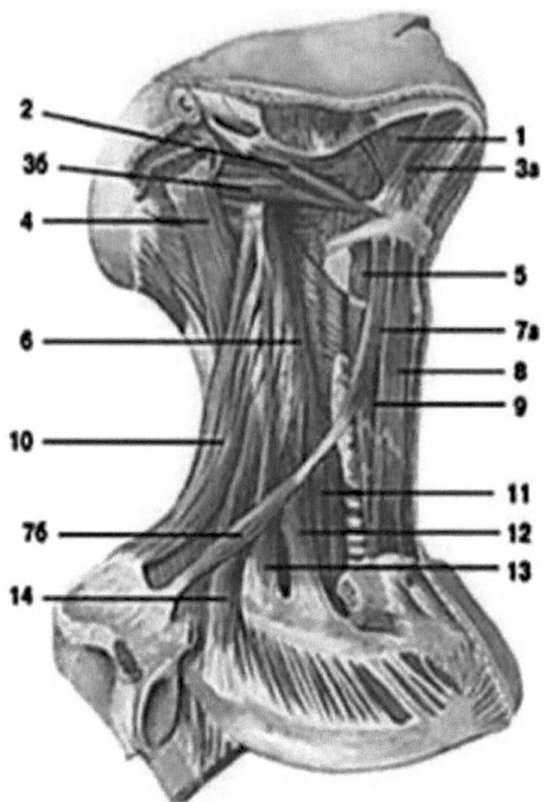

Figura 10: Músculos do pescoço. 1. Músculo hioide da mandíbula. 2. O músculo hioide do hioide. 3. Músculo bíceps: a) abdómen anterior. b) abdómen posterior. 4. O músculo mais longo da cabeça. 5.

O músculo hioide da tiroide. 6. Músculo longo da cabeça. 7. Músculo escápulo-hióideo: a) abdómen superior, b) abdómen inferior. 8. Músculo hioide esternal. 9. Músculo que eleva a escápula. 11. Músculo longo do pescoço. 12. Músculo da escada anterior. 13. Músculo escaleno médio. 14. Músculo posterior da escada.

Músculos superficiais do pescoço. O grupo muscular superficial é constituído por duas partes: o músculo safeno e o músculo esternoclavicular-papilar.

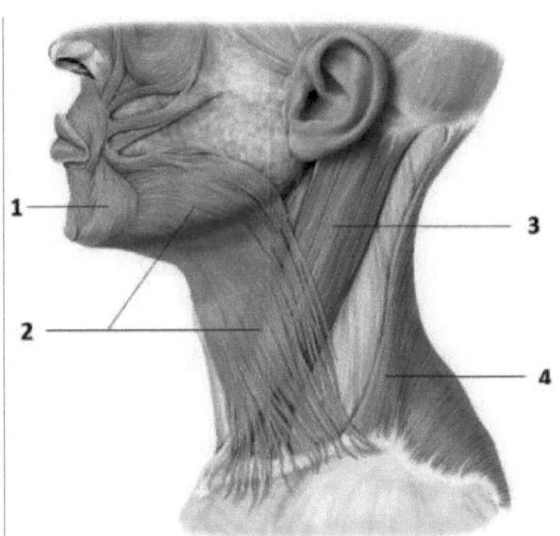

Figura 11. Músculos superficiais do pescoço: 1. Músculo que abaixa o canto da boca. 2. Platisma. 3. Esternoclavicular-papilar. 4. Músculo trapézio (parte cervical).

O músculo esternoclavicular é um músculo longo e cintado com duas cabeças. O músculo provém da cabeça esternal (a superfície anterior do esterno) e da cabeça clavicular (a superfície superior do terço médio da clavícula). O seu local de fixação é o processo mastoide do osso temporal, ou melhor, a superfície externa deste processo.

Se ambas as metades se contraírem, o músculo puxa a cabeça para a frente e dobra o pescoço. Quando se respira fundo, o músculo levanta as costelas e o esterno para cima. Se uma metade estiver contraída, o músculo inclina a cabeça para a frente no lado da contração. É responsável por virar a cabeça para cima e na direção oposta.

O músculo safeno está localizado (*m. platysma colli*) logo abaixo da pele e é plano e fino. Começa no tórax abaixo da clavícula, corre medialmente e para cima, cobrindo quase todo o pescoço anterolateral. Apenas uma pequena área em forma de triângulo acima da incisura jugular fica a descoberto.

Os feixes do músculo safeno sobem para a região facial, entrelaçados na fáscia massetérica. Alguns deles juntam-se ao músculo do riso e ao músculo que desce o lábio inferior. Este músculo puxa a pele para trás e protege as veias de serem espremidas. Pode também puxar os cantos da boca para baixo, o que é importante para as expressões faciais de uma pessoa.

Os músculos médios ou mediais do pescoço. Este grupo de músculos inclui: músculos laterais e mediais da asa, músculo da bochecha, músculos da linha média, da escada anterior e posterior, bíceps, tiroide, esternocleidomastóideo, esterno-tiroideu e trapézio.

O músculo hioide maxilar tem a forma de um triângulo irregular e é plano. Inicia-se na região do maxilar inferior, onde se encontra a linha hioide maxilar. Os feixes do músculo correm de cima para baixo e de trás para a frente. Quando atingem a linha média, juntam-se aos feixes do mesmo músculo no lado oposto para formar a sutura do músculo hioide maxilar. Os fascículos posteriores ligam-se à porção anterior do osso hioide. Os músculos hioide maxilar esquerdo e direito formam o assoalho da boca e são chamados de diafragma da boca.

A principal função do músculo hioide da mandíbula é elevar o osso hioide para cima. Se o músculo estiver fixo, ajuda a baixar a mandíbula móvel (inferior) e é um antagonista dos músculos masseteres. Se o músculo estiver contraído durante a refeição, eleva e pressiona a língua contra o palato, permitindo a passagem dos alimentos para a faringe (Figura 12).

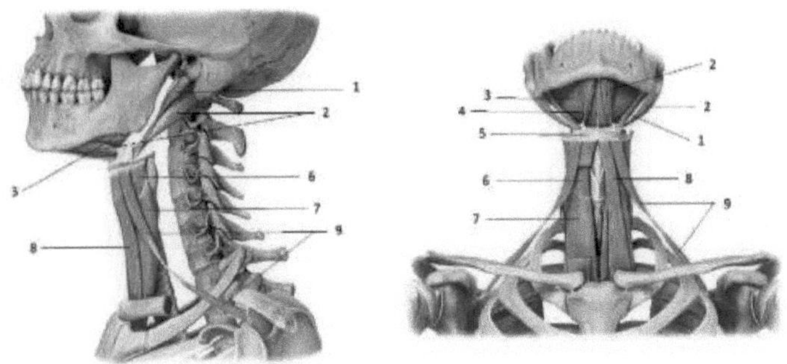

*Fig. 12: Grupo de músculos supra e subglúteos do pescoço: 1.
Ciático hioide. 2. O bicúspide. 3. Hioide da mandíbula. 4.
Sutura sublingual. 5. O osso hioide. 6. Tireoide - hioide. 7.
Hioide-sublingual.   8. Esternotorácica.
hioide. 9. Escápulo-sublingual.*

O músculo bíceps é o tendão que liga o abdómen posterior e
anterior, ligado ao corno maior e ao corpo do osso hioide por
uma alça fascial. O músculo bíceps ajuda na abertura ativa da
boca (com resistência, por exemplo), baixando o maxilar
inferior quando o osso hioide está fixo. Durante a deglutição,
eleva o osso hioide em direção ao processo mastoide e à
mandíbula (se esta última estiver fixada pelos músculos
masseteres).

O músculo hioide tem um abdómen fino e achatado, que
começa no processo estiloide do osso temporal e corre para a
frente e para baixo, localizado ao longo do músculo bicípite
(superfície anterior do seu abdómen posterior). A extremidade
distal do músculo divide-se, cobre o tendão do músculo bicípite
com pernas, liga-se ao corno maior, o corpo do osso hioide e
desempenha um papel importante no processo de articulação da
fala.

O músculo esternocleidomastóideo está localizado
profundamente. A função do músculo é baixar o osso hioide.
Quando os músculos supra-hióides (situados entre a mandíbula

móvel e o osso hioide) se contraem, o músculo esterno-hioide, juntamente com o músculo esternocleidomastóideo mandibular, movimenta a mandíbula inferior.

O músculo hioide-sublingual começa perto da linha do maxilar da mandíbula, depois corre para baixo e para trás. Está localizado mais acima do músculo hioide maxilar e liga-se ao corpo do osso hioide (a sua superfície anterior).

Eleva o osso hioide para cima. Quando fixo, ajuda a baixar a mandíbula móvel, tornando-o antagonista dos músculos masséteres.

O músculo escapulo-hióideo é um membro do grupo muscular sub-hióideo e é um músculo emparelhado da superfície anterior do pescoço. Tem uma forma longa e achatada e um tendão que o divide em dois ventres. Puxa o osso hioide para baixo e fornece tensão à placa pré-traqueal da fáscia cervical.

O músculo esternocleidomastóideo tem uma forma plana. Tem origem na superfície posterior da primeira cartilagem e do punho do esterno, sobe e fixa-se à cartilagem tiroide da laringe (linha oblíqua da sua superfície lateral). A principal tarefa deste músculo é baixar a laringe.

O músculo hioide parte da linha oblíqua da cartilagem tiroide. Está ligado ao corno maior, o corpo do osso hioide. Eleva a laringe quando o osso hioide está fixo.

Os músculos profundos do pescoço são um complexo de músculos laterais e mediais (pré-vertebrais). A lista dos tecidos profundos inclui os músculos anteriores, posteriores, da escada média, o músculo longo do pescoço, o reto lateral, o reto anterior e os músculos longos da cabeça (Fig. 13).

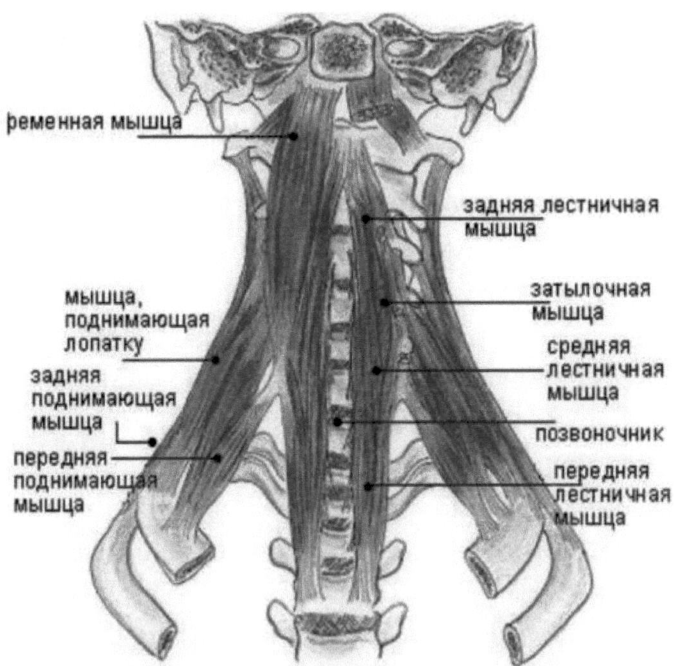

Figura 13: O grupo muscular profundo do pescoço.

O músculo escadote anterior tem origem nos tubérculos anteriores da terceira e quarta vértebras cervicais, corre para baixo e para a frente, liga-se ao músculo escadote anterior da primeira costela, à frente do sulco da artéria subclávia.

Este músculo ocupa um lugar importante no funcionamento do corpo. Permite a elevação da costela superior durante a respiração, a rotação do pescoço em diferentes direcções, a flexão para a frente da parte cervical da coluna vertebral.

O músculo escaleno médio começa nos tubérculos posteriores das seis vértebras inferiores do pescoço, desce por trás do músculo escaleno anterior e liga-se à superfície superior da 1ª costela, atrás do sulco da artéria subclávia. O músculo escadote médio actua como músculo inspiratório (eleva a primeira costela superior). Quando as costelas estão fixas, contrai-se de ambos os lados e inclina a coluna vertebral cervical para a frente. Quando contraído unilateralmente, flecte a mesma parte da coluna vertebral e roda-a para a esquerda ou para a direita.

O músculo posterior da escada origina-se dos processos transversos da 6ª, 5ª, 4ª e 3ª vértebras cervicais, move-se para baixo atrás do músculo médio da escada e liga-se à superfície externa da segunda costela.

O músculo da escada posterior actua como um músculo inspiratório. Quando as costelas estão paradas, flecte a coluna cervical para a frente (porque se contrai de ambos os lados). Quando contraído unilateralmente, flexiona, virando a coluna cervical para um determinado lado.

O músculo longo do pescoço ocupa toda a superfície anterolateral dos corpos vertebrais, desde o atlas até às 3ª e 4ª vértebras torácicas. As secções médias do músculo são ligeiramente dilatadas. O comprimento dos feixes musculares varia, pelo que o músculo é normalmente dividido em três partes: oblíquo superior, medial-vertical e oblíquo inferior.

O músculo longo da cabeça está localizado anteriormente ao músculo longo do pescoço. A sua origem são os processos transversos da 3ª à 6ª vértebras cervicais. O local de fixação é o osso occipital (o músculo está situado à frente da grande abertura occipital deste osso). A função do músculo longo é inclinar a cabeça e fletir a metade superior da coluna cervical.

O músculo reto abdominal anterior da cabeça é curto. Começa onde a massa lateral do atlas e a superfície anterior do processo transverso estão localizadas. A partir daqui, o músculo sobe e fixa-se na base da parte basilar do osso occipital, em frente ao forame maior. A função do músculo é inclinar a cabeça para um lado ou para o outro (contração unilateral) ou inclinar a cabeça para a frente (contração bilateral).

A origem do músculo reto abdominal lateral é a parte anterior do processo transverso do atlas. A partir daqui, os feixes correm para fora e para cima. O músculo termina perto do processo peri-maxilar do processo jugular do osso occipital. A função do músculo reto lateral depende do tipo de contração. Na contração unilateral, inclina a cabeça para o lado, e na contração bilateral, inclina a cabeça para a frente.

Musculatura facial

Os músculos faciais estão estreitamente entrelaçados e situam-se à volta dos olhos, nariz, orelhas e boca. A musculatura facial inclui os músculos mímicos e masseteres que se ligam à pele e aos tecidos moles da face. A estrutura geral inclui cerca de 20 músculos esqueléticos planos subjacentes à pele facial e ao couro cabeludo. Todos eles, com exceção do músculo da bochecha, não estão rodeados por fáscia.

Os músculos faciais movem a pele e os tecidos moles em relação à superfície óssea do crânio. Isto contribui para a formação de sulcos, pregas, rugas e covinhas, que alteram a expressão facial e desempenham um papel importante em questões de aparência. Os músculos da mímica estão ligados ao nervo facial (nervus facialis). Quando o nervo facial é danificado ou inflamado, os músculos correspondentes perdem parte ou a totalidade da sua função e não funcionam corretamente, resultando em alterações visíveis na aparência (Fig. 14).

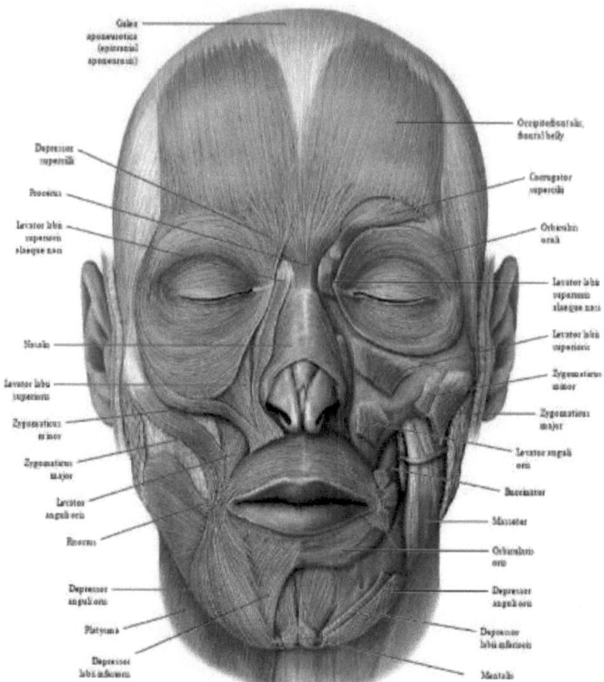

Figura 14: Músculos da mímica facial

A maioria dos músculos faciais contribui para a expressão das emoções. A contração dos músculos deste grupo resulta em mudanças na expressão facial. Por conseguinte, quanto mais frequentemente os músculos da mímica forem utilizados, maior é a probabilidade de aparecerem rugas prematuras no rosto e no pescoço, uma vez que o pescoço e os músculos faciais estão intimamente ligados. Uma caraterística distintiva é que os músculos deste grupo são relativamente finos e fixam-se diretamente à pele, ligando-se uns aos outros em feixes separados.

Músculos do perímetro ocular

O músculo circular do olho é composto por várias partes: ocular, palpebral e lacrimal. O músculo orbicular do olho é responsável pelo fecho da fenda ocular, pela formação de pregas na cavidade ocular e pelas rugas transversais na zona frontal. O músculo da pálpebra é responsável pelo fecho das pálpebras. Músculo lacrimal - expansão do saco lacrimal, enchendo-o de líquido lacrimal. Músculo enrugador da sobrancelha - responsável pela convergência da sobrancelha, participa na formação das pregas interbranquiais. Músculo peitoral - responsável pela parte média das sobrancelhas e enruga a pele entre as sobrancelhas. Músculo abaixador da sobrancelha - abaixa a sobrancelha, contribui para a formação de dobras transversais na área da raiz nasal (Fig. 15).

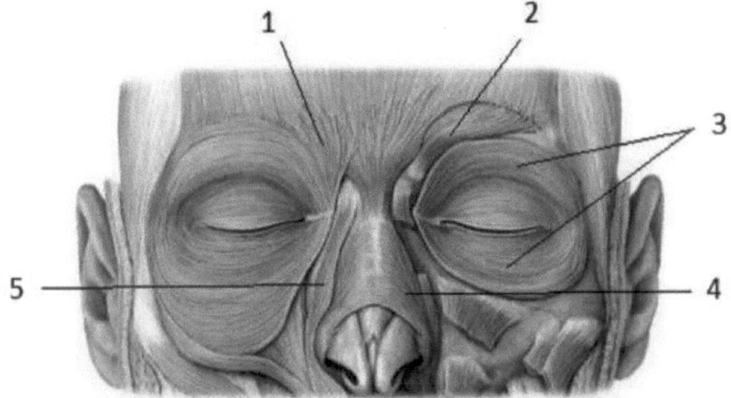

Figura 15: Músculos da circunferência do olho: 1. Músculo abaixador da sobrancelha. 2. O músculo que enruga a sobrancelha. 3. Músculo oculomotor. 4. Músculo nasal.

Músculos da circunferência nasal

O músculo nasal começa no maxilar superior, liga-se ao osso nasal e é um grupo de músculos constituído por duas partes. A parte exterior envolve a asa do nariz, alarga-se ligeiramente e, na linha média, passa para um tendão. A parte interna liga-se à extremidade posterior da cartilagem da asa nasal. O músculo nasal é responsável pela constrição das narinas. O músculo descendente do septo nasal é responsável pela dilatação das narinas na zona de entrada (Fig. 15).

Músculos à volta da boca

Os músculos da boca pertencem ao grupo das bochechas e dos lábios e representam uma ligação estrutural complexa. As suas principais funções são o controlo dos movimentos dos lábios e da boca. No total, existem 2 categorias principais de músculos neste grupo, que têm objectivos funcionais diferentes: apertar, levantar e esticar os lábios, baixar os cantos da boca e outros. As funções desempenhadas pelos músculos da circunferência da boca correspondem ao seu nome (Fig.16):

1

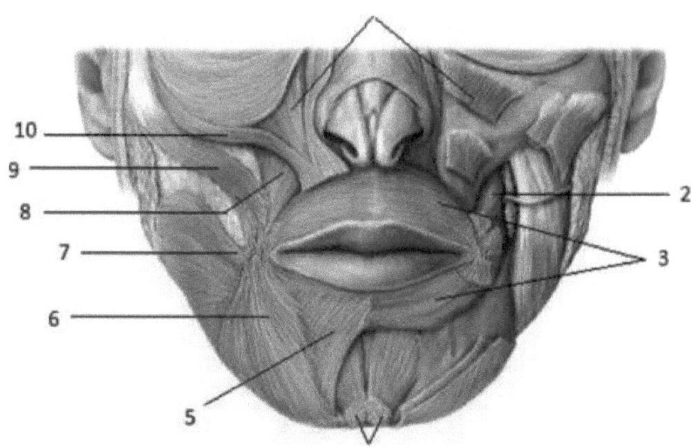

4

Figura 16: Músculos da circunferência da boca: 1. Elevação do lábio superior.

2. músculo da bochecha. 3. Músculo circular da boca. 4. Linha da mandíbula

músculo. 5. Abaixar o lábio inferior. 6. O músculo que abaixa o canto da boca. *7. O músculo do riso.* 8. *Levantamento do canto da boca. 9. O grande músculo zigomático. 10. O zigomático pequeno.*

Grupo de músculos faciais da mastigação

Assegura o processo de mastigação. É constituído pelos músculos *temporal*, *masseter*, lateral e medial da asa. O músculo temporal está localizado na fossa temporal. Os

músculos da asa lateral e medial estão localizados na fossa temporal. O músculo masseter está localizado na zona da bochecha. Os músculos deste grupo estão ligados ao maxilar inferior e são responsáveis pelo seu movimento
na articulação temporomandibular quando realiza funções como mastigar e triturar (Figura 17).

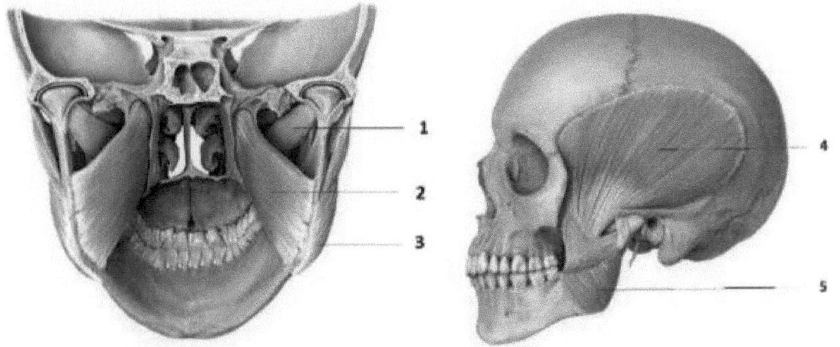

Figura 17. O músculo masseter : 1. Lateral músculo da asa. 2. Músculo da asa medial. 3. Músculo mastigador. 4. Músculo temporal. 5. Adequadamente músculo masséter.

Linhas de Langer

Linhas de Langer - linhas convencionais na superfície da pele que indicam a direção da sua extensibilidade máxima. O seu nome vem de um anatomista alemão que, em 1861, estudou em pormenor as propriedades elásticas da pele humana. São fibras redondas ou em forma de fita, rectas ou torcidas, do tecido conjuntivo da pele. Se o seu número aumentar num determinado local, são ligadas entre si por ramificações sob a forma de uma rede, que é facilmente esticada na direção das fibras, recuperando depois a sua forma original. Os estudos de Langer também demonstraram que o plexo de fibras do tecido conjuntivo é uma formação em rede de feixes vasculares com laços que se estendem na diagonal. Quanto mais estreitas forem as alças, mais paralelos serão os feixes vasculares. De acordo com Langer, a direção do curso das fibras elásticas da pele é constante e varia em diferentes áreas do corpo.

As propriedades de resistência da pele dependem da direção da força atuante em relação à orientação das fibras de colagénio (linhas de Langer). A resistência máxima da pele é exercida quando a direção do impacto coincide com a orientação destas fibras, a resistência específica à tração da pele ao longo das linhas de Langer requer uma carga quase 3 vezes maior do que na direção transversal.

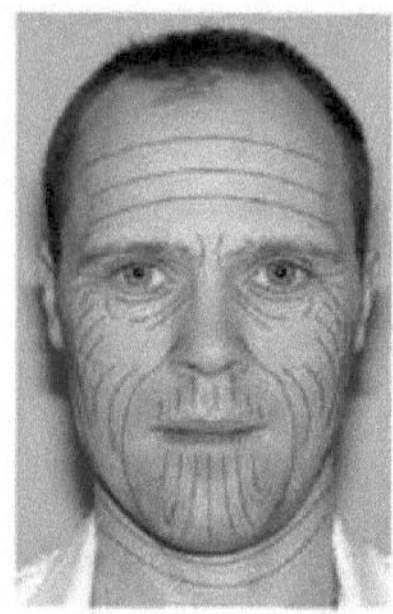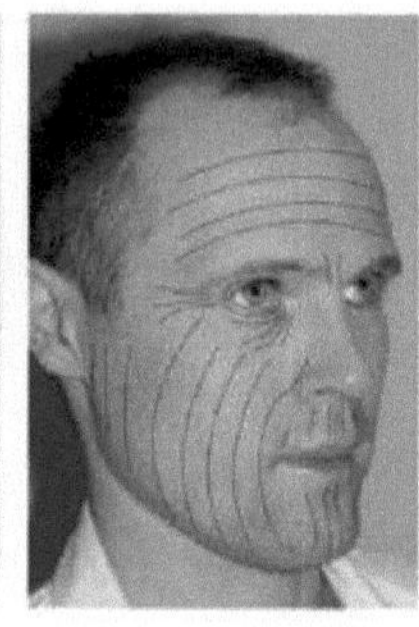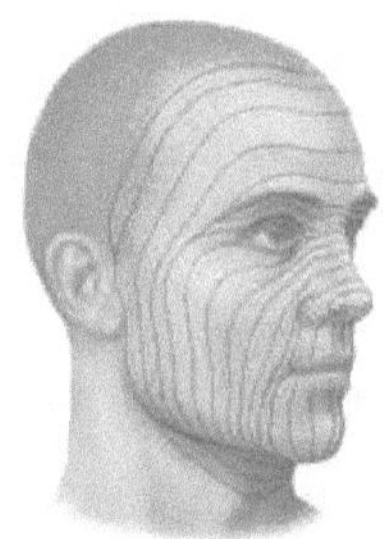

Figura 18: Linhas de Langer na superfície da pele facial

A forma das feridas na pele, após a remoção do objeto que provoca a ferida, muda de forma. Por exemplo, as feridas provocadas pela ação de objectos perfurantes com uma superfície sem nervuras não são redondas, mas sim em forma de fenda, e as suas dimensões longitudinais em certas partes do corpo são paralelas. Note-se que não há dependência de alterações no tamanho da preparação da pele após a exposição a soluções de fixação em relação à localização das linhas de Langer.

RELEVÂNCIA DO PROBLEMA

O carcinoma de células escamosas dos órgãos da cabeça e do pescoço é uma das patologias oncológicas mais comuns e representa cerca de 3% da estrutura geral de morbilidade das neoplasias malignas humanas [14,93]. As localizações mais frequentes (pele, cavidade oral e orofaringe, fossas nasais, laringe, laringe) caracterizam-se por uma variedade de manifestações clínicas, dificuldades no tratamento cirúrgico e elevadas taxas de mortalidade [2, 9, 31, 27, 42, 74, 74, 80, 93, 104, 113, 117, 117, 123, 158, 158, 167].

O tratamento cirúrgico dos tumores da cabeça e do pescoço, na maioria das patologias, é o mais radical e o que dá melhores resultados. No entanto, há uma série de questões que precisam de ser resolvidas. Assim, o principal problema continua a ser a formação de defeitos pós-operatórios extensos que perturbam fortemente as principais funções vitais da área estudada e a aparência dos pacientes [3, 24,91,157]. Por outro lado, a maioria dos cirurgiões poupa os tecidos sadios que circundam o tumor, reduzindo o volume da cirurgia, o que acarreta um aumento no número de recidivas [107].

As últimas décadas caracterizam-se pelo desenvolvimento e introdução na prática oncológica de métodos de reconstrução de defeitos com retalhos complexos arterializados sobre um pedículo com circulação sanguínea axial, o que permite alargar as indicações para o tratamento cirúrgico de neoplasias localmente avançadas. No entanto, este tipo de reconstrução apresenta, para além das suas vantagens, uma série de desvantagens. Assim, a operação leva a deformações cicatriciais grosseiras das zonas dadoras, a percentagem de complicações purulentas-necróticas permanece bastante elevada [126, 145], e a natureza unilateral do efeito prolonga o tempo da própria operação em 2-3 horas, em média. Além disso, a mobilidade de todos os retalhos no pedículo é limitada pelo comprimento do seu pedículo, o que exige a máxima proximidade do local doador ao local da plastia e a realização de incisões adicionais e, consequentemente, a formação de novas cicatrizes na cabeça e no pescoço. O uso de retalhos músculo-esqueléticos espessos, como os mais viáveis, para plastia de defeitos orofaríngeos e laríngeos leva ao estreitamento do lúmen destes últimos e comprometimento da função [49].

Dadas as características anátomo-funcionais complexas da região da cabeça e do pescoço e as consequências inerentes ao tratamento da PKROGSH, bem como a vasta gama e combinação de tratamentos que têm implicações específicas na qualidade de vida (QOL) dos doentes, incluindo disfunção física, emocional, funcional, social e ocupacional, bem como o profundo impacto nas famílias dos doentes com PKROGSH [50, 160], que está significativamente associado à sobrevivência global [108, 141].

Dependendo da localização do tumor primário, estes doentes apresentam sintomas específicos durante o tratamento, tais como perturbações orais, da deglutição e da fala, que melhoram frequentemente 6 meses após o tratamento [26, 97]. No entanto, é frequente o declínio a longo prazo da qualidade de vida nos sobreviventes com PKROGSH (no seguimento de 10 anos) [23]. A monitorização estruturada da QdV dos doentes na prática e nos ensaios clínicos é importante para proporcionar cuidados de apoio individualizados [120].

Na literatura são cada vez mais frequentes os relatos sobre a utilização de enxertos dermofasciais, mucofasciais e músculo-esqueléticos menos maciços, cortados das áreas adjacentes da operação. Esta tática reduz significativamente o tempo de operação e proporciona os melhores resultados cosméticos sem comprometer as funções dos órgãos da cabeça e do pescoço [3,15, 82, 109, 121].

Assim, o desenvolvimento de novos retalhos de perna, a definição de indicações claras para a utilização de métodos tradicionais de plastia e a procura de formas de reduzir o número de complicações necróticas purulentas é uma questão urgente da oncologia moderna.

CAPÍTULO 1

CIRURGIAS RECONSTRUTIVAS E QUESTÕES DE QUALIDADE DE VIDA EM DOENTES COM CANCRO DA CABEÇA E DO PESCOÇO LOCALMENTE AVANÇADO (REVISÃO)

Na estrutura geral das doenças oncológicas, as neoplasias malignas da cabeça e do pescoço (NHNOSH) representam uma média de 20-30% [8]. A incidência anual de cancro da cabeça e do pescoço no mundo varia entre 400 000 e 600 000 casos, com uma taxa de mortalidade de cerca de 223 000 a 300 000. O rácio de incidência entre homens e mulheres varia entre 2:1 e 4:1 [18, 93, 112, 167, 169].

O cancro de células escamosas (CEC) é responsável por cerca de 90-95%, ocupando consistentemente o 6.º lugar entre os tumores malignos dos órgãos da cabeça e do pescoço [66, 165] ou 7% da incidência total de neoplasias malignas humanas e está entre as dez formas mais comuns [8].

Apesar das conquistas da oncologia moderna, o cancro de células escamosas da cabeça e do pescoço (CECP) ocupa consistentemente o sexto lugar a nível mundial na estrutura da mortalidade por doenças malignas [93, 80, 111, 162]. Mais de 50% dos doentes recidivam nos primeiros três anos após o diagnóstico [18]. A taxa de sobrevivência global de 5 anos para todas as localizações é ainda baixa e é a seguinte 51% nos homens e 61% nas mulheres [169].

A sua associação com o tabagismo e o consumo de álcool é bem conhecida [42, 128], mas recentemente, especialmente nos países desenvolvidos (EUA, Canadá, Europa, Japão, Austrália), a incidência de cancro da orofaringe associado a subtipos de papilomavírus humano (HPV) de alto risco, principalmente 16 e 18, tem vindo a aumentar anualmente [27, 63, 87, 138, 139]. O desenvolvimento do tumor está frequentemente correlacionado com uma idade mais jovem, uma melhor resposta à quimiorradioterapia conservadora e um melhor prognóstico [27, 80, 95, 139]. No entanto, a este ritmo de crescimento, a incidência anual pode ultrapassar o cancro do colo do útero em 2020 [27,122,139].

De acordo com a OMS e a União Internacional contra o Cancro (UICC), o número de doentes com cancro da cabeça e do pescoço tem vindo a aumentar anualmente, com uma percentagem crescente de doentes com estádios avançados da doença [48], o que, de acordo com os padrões modernos, exige métodos de tratamento multimodais combinados e complexos, continuando a cirurgia a ser o método principal [4,47,49,62,64, 102].

Apesar da localização visual, na maioria dos casos, a PCROGSH não é frequentemente diagnosticada [29,38,42] até atingir estádios avançados (cerca de 30% mesmo em países desenvolvidos), exigindo um tratamento agressivo e dispendioso que não pode ser curativo, e a probabilidade de recorrência do cancro em formas localmente avançadas atinge cerca de 50% [34,59, 86].

Verificou-se que 50 a 80% dos doentes com AOS já têm cancros em estádio avançado III-IV no momento da apresentação [8, 9, 15, 18, 42, 66, 80]. Este "fenómeno de negligência" é frequentemente observado nos países em desenvolvimento [76]. Por exemplo, de acordo com Stephenson K.A. (2015), num país de rendimento médio como a África do Sul, 52% dos doentes que necessitavam de laringectomia total precisavam inicialmente de uma traqueostomia de emergência, o que indica negligência. Consequentemente, o tratamento nesses casos é principalmente paliativo [66, 132, 151, 1520].

Outras razões para a apresentação tardia são: a atitude desinformada e negligente dos doentes em relação ao seu próprio estado de saúde, a apresentação tardia devido à ausência de dor nas fases iniciais da doença, que é a razão para os doentes recusarem os cuidados médicos, bem como o desconhecimento dos sintomas iniciais do cancro da cabeça e do pescoço, tanto pelos próprios doentes como pelos médicos de clínica geral (dentistas, médicos de família, médicos de clínica geral, otorrinolaringologistas), a falta ou o acesso limitado aos serviços médicos, a falta de confiança nos médicos e, consequentemente, no tratamento do cancro da cabeça e do pescoço.

Os longos períodos de espera para a tomada de decisões e o tratamento (cirurgia ou radioterapia) contribuem para a progressão do tumor. Os doentes tornam-se frequentemente inoperáveis enquanto aguardam o tratamento adequado (cirurgia ou radioterapia), o que complica a seleção inicial dos doentes e o planeamento do tratamento [114] confirmou que um atraso de um mês contribui para um aumento de 62% do tamanho do tumor e de 20% de novos gânglios linfáticos metastáticos, aumentando consequentemente a pontuação TNM em 16% dos doentes estudados; o tempo médio para duplicar o volume do tumor foi de 3,13 meses. Em algumas instituições, para retardar a progressão do tumor localmente

Nos tumores avançados, a quimioterapia é utilizada num regime de indução [47,59]   (metotrexato ou medicamentos à base de platina) enquanto os doentes aguardam o tratamento definitivo, mas não há provas de que estas modalidades melhorem o prognóstico [110,122].

Nas fases iniciais, o tratamento do carcinoma espinocelular da cabeça e do pescoço é normalmente efectuado com cirurgia ou radioterapia em 60 a 95% dos casos (42,47,64,127). Nas formas localmente avançadas, o tratamento é geralmente abrangente e, com base nas características histológicas do tumor, combina uma combinação de quimioterapia adjuvante ou quimiorradioterapia, seguida de cirurgia, ou apenas quimiorradioterapia [122]. O tratamento da recidiva depende da localização e das características histológicas do tumor e do tratamento anterior, podendo ser cirurgia paliativa ou radioterapia, ou quimiorradioterapia repetida e, nos casos em que o tumor não responde à cirurgia paliativa e à radioterapia, mantém-se a quimioterapia [128, 132].

O tratamento cirúrgico de doentes com cancro da cabeça e do pescoço localmente avançado na maioria das localizações é o principal e mais radical método de tratamento e dá os melhores resultados [24,36]. Apesar da melhoria dos métodos de tratamento cirúrgico e combinado ao longo da última década, ainda há uma série de problemas que precisam de ser resolvidos [58]. Assim, o principal problema continua a ser a formação de defeitos pós-operatórios extensos, que perturbam fortemente as funções vitais básicas da área estudada e a aparência externa (estética) dos pacientes [3, 91, 157]. Assim, a maioria dos cirurgiões poupa desnecessariamente os tecidos saudáveis que circundam o tumor, reduzindo o volume da cirurgia, o que acarreta um aumento do número de recidivas [146].

ampliar as indicações para o tratamento cirúrgico das neoplasias localmente avançadas. Entretanto, esse tipo de reconstrução, além de suas vantagens, apresenta uma série de desvantagens [90,150].

Assim, a operação leva a deformidades cicatriciais grosseiras das zonas dadoras, a percentagem de complicações purulentas e necróticas permanece bastante elevada [49, 96, 140], e a natureza de uma fase do efeito prolonga o tempo da própria operação em 2-3 horas, em média. Além disso, a mobilidade de todos os retalhos no pedículo é limitada pelo comprimento da sua base, o que requer a máxima proximidade do local doador ao local da plastia e incisões adicionais e, como consequência, a formação de novas cicatrizes na cabeça e no pescoço. O uso de retalhos musculoesqueléticos complexos, como os mais viáveis, para plastia de defeitos orofaríngeos e laríngeos leva ao estreitamento do lúmen destes últimos e comprometimento de sua função [7,154].

Devido à crescente taxa de morbilidade e à persistente taxa de mortalidade extremamente elevada do cancro da cabeça e do pescoço localmente avançado [16], a procura de tácticas de tratamento óptimas é considerada uma tarefa urgente da oncologia clínica moderna [15, 85]. Para os especialistas que tratam doentes com esta patologia, uma questão extremamente importante é a escolha de tácticas de tratamento óptimas, que eliminem a massa tumoral, melhorem a qualidade de vida do doente e, na maioria dos casos, predeterminem o prognóstico da doença [143, 144].

De acordo com Osazuwa-Peters N. et al. (2018), para além das elevadas taxas de mortalidade por PCROGS, estes doentes têm a segunda maior taxa de suicídio a seguir aos indivíduos com cancro do pâncreas (63,4 vs. 86,4 casos por 100 000 habitantes). É provável que a angústia psicológica persistente e a redução da qualidade de vida (QV) sejam factores-chave subjacentes à suicidalidade em doentes com tumores da cabeça e do pescoço [39, 50, 52, 67, 155].

Assim, um aspeto importante deste problema é a introdução de medidas de reabilitação que consistem na aplicação de técnicas de reconstrução
cirurgias plásticas após a remoção do tumor, afectando efetivamente a qualidade de vida dos doentes [19, 86]. Ao mesmo tempo, o desenvolvimento de novos retalhos de perna, a

definição de indicações claras para a utilização de métodos tradicionais de cirurgia plástica e a procura de formas de reduzir o número de complicações purulentas-necróticas são questões urgentes da oncologia moderna [60, 65, 85, 96, 140].

1.1 Evolução da
cirurgia reconstrutiva e reconstrutiva

Whitaker I. S. et al. (2007) em seu trabalho intitulado "O Nascimento da Cirurgia Plástica" [159] cita factos sobre Edwin Smith encontrados no antigo Egipto na obra "Surgical Papyrus" datada de 3000 a.C., que descrevia o primeiro na história da humanidade tratamento cirúrgico de fracturas mandibulares e nasais [61,72]. Os métodos de tratamento da época eram simples, como a reparação das fracturas dos ossos nasais com posterior higienização e tamponamento apertado das narinas, com a aplicação de um penso de fixação com talas.

No século VI a.C., Sushruta, do norte da Índia, descreveu os primeiros procedimentos cirúrgicos para reparar um defeito nasal através da transferência de uma aba de pele da testa e das bochechas. O trabalho inicial de Sushruta na era pré-cristã deveria ter resultado em pouco sucesso, mas com base no princípio de "tentativa e erro", o sucesso do "retalho indiano" é tão simples que o procedimento ainda é usado na cirurgia reconstrutiva moderna [159].

Os princípios da reconstrução de defeitos com retalhos pediculados, que começaram por "tentativa e erro" na história pré-cristã, foram criados e refinados no século XIX e tornaram-se a base fundamental para desenvolvimentos impressionantes nas últimas décadas da cirurgia. É importante mencionar alguns momentos-chave no desenvolvimento do enxerto de tecidos durante os séculos XIX e XX: Em 1829, Frick Hamburg publicou um livro descrevendo muitas alternativas de retalhos faciais. Pouco tempo depois, Tripier, Malgaigne, Berrow,

Estlander, von Grafe, Abbé, Denonvilliers, Rosenthal, Dieffenbach e Zeiss acrescentaram novas modificações e inovações na transferência de tecido para áreas adjacentes da face para reconstrução [83].

Na década de 1950, a reconstrução de tais defeitos passou para um novo nível e foi utilizado um retalho frontal ou temporal combinado com um enxerto de pele dividido, mas este método resultou frequentemente em cicatrizes grosseiras da pele da testa ou na deformação dos contornos temporais [125].

Em 1958, Seidenberg et al. [149] descreveram a utilização bem sucedida dos primeiros retalhos revascularizados para a reconstrução, numa só fase, de um defeito laringofaríngeo do esófago cervical com um segmento de jejuno [147]. Este acontecimento foi, de facto, um marco, mas Seidenberg não conseguiu traduzir a sua experiência numa vasta gama de aplicações durante muitos anos, mesmo em casos semelhantes subsequentes. O seu trabalho só ganhou popularidade quando foi reapresentado à comunidade científica por Daniel e Taylor em 1973 [89].

O primeiro trabalho sobre transplante experimental de retalho distante com anastomoses vasculares microcirúrgicas em cães foi publicado por R.

M. Goldwyn, D. L. Lamb e W. L. White (1963) [98, 153], e o primeiro transplante de retalho bem sucedido em humanos foi realizado em setembro de 1972. [100].

Em 1965, Bakamjian descreveu pela primeira vez o retalho deltopeitoral [84]. Assim, alguns autores referem-se a McGregor, em 1963, e a Bakamjian, em 1965, como pioneiros que entraram na era moderna com a introdução do primeiro retalho cutâneo de circulação axial fiável, cortado da testa e do braço, respetivamente. Estes retalhos foram amplamente utilizados pelos cirurgiões plásticos para cobrir vários tipos de defeitos entre 1960 e 1970, mas normalmente não conseguiam duplicar o defeito tecidular. Outros citam Buncke H.J. no transplante microcirúrgico do omento maior para cobrir um defeito cutâneo extenso de espessura total do couro cabeludo em 1972 [162].

Um ano mais tarde, em 1973, Daniel R.K. e Taylor G.L. relataram o primeiro transplante bem sucedido de um retalho cutâneo autólogo da região inguinal para a região sacral, utilizando um microscópio cirúrgico, o que constituiu um divisor de águas na cirurgia reconstrutiva [89].

A primeira utilização de retalho cutâneo livre em cirurgia reconstrutiva e reconstrutiva da cabeça e pescoço foi em 1975, quando Panje e Harashina descreveram simultaneamente a utilização de retalhos livres na reconstrução da língua [99, 129, 130].

A primeira reconstrução bem sucedida da mandíbula foi realizada por Taylor em 1978, que utilizou um retalho cutâneo livre [89]. Neste caso, o retalho inguinal não foi capaz de reter o fragmento ósseo da asa do *ilíaco* sobre o pedículo da artéria inguinal envolvente superficial (*arteria circumflexa iliaca superficialis*). No seu trabalho, demonstrou que o suprimento sanguíneo da crista ilíaca é fornecido pelos ramos da artéria ilíaca profunda circumflexa iliaca superficialis

e pode manter a nutrição da pele sobre o osso. Nessa altura, poucos cirurgiões de cabeça e pescoço dominavam a técnica de colheita microcirúrgica de retalhos.

Em 1979, Ariyan S. descreveu um retalho musculocutâneo arterializado do músculo peitoral maior, cuja descoberta ampliou muito as possibilidades dos cirurgiões plásticos [81]. Nos anos seguintes, numerosos investigadores aperfeiçoaram a técnica dos retalhos livres e alargaram as indicações para a sua utilização, abrindo retalhos perfurantes (Koshima et al. 1989), utilizando o retalho peroneal para reparar defeitos mandibulares (Hidalgo D.A. 1989), reconstruindo a língua com um retalho de *m. gracillis* (Yousif N.G. et al. 1999), utilizando bioimplantes na reconstrução mandibular (Moghadam H.G. 2001).

Em 2005, foi realizado o primeiro transplante parcial de rosto em Bernard Devauchelle, em França. Mais tarde, em 2010, foi realizado um transplante facial completo em Espanha por Joan Pere Barret. Atualmente, para a remoção em bloco de tumores malignos localmente avançados da cabeça e do pescoço, é utilizada a operação "desmascaramento da face", que implica a remoção da face em forma de máscara com a realização subsequente de um volume adequado de cirurgia e reimplantação da face com preservação de toda a função mímica desta última [109].

Existe uma opinião entre os autores de que é impossível falar do advento de uma "era moderna" na cirurgia reconstrutiva até que a maioria dos cirurgiões oncológicos da OSA se torne criticamente consciente da utilização da vasta gama de técnicas de reconstrução cirúrgica disponíveis.

Ao contrário de outras zonas do corpo, onde os defeitos estéticos podem, por vezes, ser cobertos por vestuário ou podem mesmo cicatrizar sem complicações graves por tensão secundária, o encerramento primário ou precoce dos defeitos da cabeça e do pescoço é muito importante por várias razões. Em primeiro lugar, a preservação da integridade do início do trato digestivo e respiratório e, consequentemente, a capacidade do doente para comer e respirar são questões de extrema importância. Em segundo lugar, a reconstrução facial é necessária para que os seres humanos comuniquem e socializem socialmente através de expressões faciais e expressões faciais [91, 118]. Por último, mas não menos importante, a cobertura dos feixes neurovasculares da região do pescoço para evitar aneurismas e hemorragias arteriais é um desafio para o cirurgião oncológico.

A escolha das tácticas de tratamento para o cancro da cabeça e do pescoço localmente avançado é uma tarefa extremamente responsável e muito complexa e deve ser desenvolvida por uma equipa multidisciplinar de especialistas, pois é da correção desta escolha que dependerá o futuro destino do doente e o desfecho da doença.

Quando se abordam as opções de reconstrução para defeitos da cabeça e do pescoço, uma definição clara dos objectivos da reconstrução é um elemento importante. Antes de proceder à cirurgia, é importante colocar a questão: "De que tipo de reconstrução necessita o doente?".

Em 1982, Mathes e Nahai apresentaram a chamada "escada de reconstrução" do encerramento de defeitos, desde feridas simples até aos defeitos mais complexos, que consiste em 7 passos [148].

Muitos autores [148, 165, 166], ao efectuarem cirurgias reconstrutivas, recomendam que se siga a chamada "escada de reconstrução", que consiste em várias etapas, que definem a reconstrução passo a passo dos defeitos através de 1) cicatrização por tensão secundária; 2) sutura simples dos bordos da ferida; 3) plastia com retalhos cutâneos (split ou full-layer); 4) método de distração de tecidos

(expanderodermotensão   );   5) composto

enxertos; 7) retalhos deslocados; 8) retalhos sobre um pedículo vascular; 9) transferência de complexos de tecidos livres; 9) materiais aloplásticos ou

compostos sintéticos: a) de bioengenharia, b) de órgãos c) combinados; tais como o polietileno poroso (Medpor), o politetrafluoroetileno (Gore-Tex), o silicone e o titânio, que são utilizados para a reconstrução estrutural ou óssea.

Atualmente, esta escada foi complementada com novos "passos", ou seja, métodos como a cicatrização de feridas por pressão negativa, a utilização de matrizes dérmicas e a reconstrução de defeitos com retalhos perfurantes [112, 166].

Regra geral, quando se planeia a reconstrução de um defeito individual, o passo menos difícil e mais seguro deve ser executado em primeiro lugar, seguindo a chamada "escada de reconstrução", preservando a forma e a função.

Com um arsenal completo de técnicas de reconstrução, um cirurgião de cabeça e pescoço deve ser capaz de responder à pergunta "Qual a melhor técnica para um determinado doente com um determinado defeito na cabeça e pescoço?

As exigências da cirurgia plástica moderna em oncologia ditam a necessidade de obter não só bons resultados funcionais, mas também estéticos [97].

No entanto, qualquer comunidade científica e clínica que trate tumores da cabeça e do pescoço é confrontada com os desafios do tratamento multimodal alternativo do carcinoma espinocelular da cabeça e do pescoço (CECP), que incluem complicações precoces e tardias, toxicidade, resultados funcionais e cosméticos limitados, falhas no plano de tratamento, que na maioria dos casos ditam cirurgias paliativas repetidas, ainda com complicações acrescidas [49, 132, 140, 156].

No final do século XIX e início do século XX, o principal objetivo dos cirurgiões - oncologistas era a excisão ablativa de tumores da cabeça e do pescoço localmente disseminados, com vista a aumentar a esperança de vida dos doentes. Nos EUA, chegou mesmo a surgir uma tendência como o "super-radicalismo", que estipulava a excisão obrigatória de todos os tecidos afectados pelo tumor, incluindo os tecidos vitais, sem ter em conta a qualidade de vida dos doentes e as condições em que o doente se encontrava após essa operação. Apesar do facto de a taxa de sobrevivência destes doentes não ter mudado significativamente para melhor, esta orientação existe há várias décadas e os seus apoiantes ainda hoje estão presentes.

A reabilitação de doentes oncológicos, como uma nova direção em oncologia, surgiu em meados do século passado. A sua tese principal era a restauração parcial ou completa das funções dos órgãos e do organismo como resultado da intervenção cirúrgica e consiste na reabilitação funcional, cosmética e psicológica dos doentes com cancro.

A reabilitação médica tem dois objectivos principais: 1) seleção do método cirúrgico de tratamento mais adequado que promova a preservação máxima da anatomia e da função do órgão. 2) determinação do complexo de medidas terapêuticas e reconstrutivas necessárias para um efeito terapêutico ótimo e uma recuperação precoce da atividade vital dos doentes [1, 124].

Na prática clínica da oncologia, nos últimos anos, recorre-se cada vez mais a operações poupadoras e preservadoras de órgãos, que, por sua vez, proporcionam um nível suficiente de radicalidade: vários volumes de ressecção - no cancro da laringe até ao estádio III, parotidectomia com preservação dos ramos do nervo facial - no cancro da glândula salivar parótida, tumor que afecta uma zona anatómica da cavidade oral. Infelizmente, tais cirurgias são injustificadas no cancro localmente avançado que afecta mais do que uma zona anatómica da cabeça e do pescoço, quando, para cumprir os princípios da cirurgia ablativa, é necessário realizar uma operação combinada, incluindo vários órgãos no volume de tecidos removidos [20]. Este volume cirúrgico é adequado e reduz a probabilidade potencial de recidiva loco-regional do tumor [33].

No caso de defeitos extensos através do tecido após a remoção radical de tumores localmente avançados da região da cabeça e do pescoço, no caso de um defeito extenso de espessura total da região da bochecha, é necessário efetuar uma reconstrução de duas camadas ao mesmo tempo, ou seja, criar uma parede exterior e interior separada, tanto na área da pele como a partir do interior, na cavidade oral. Algumas publicações descrevem a utilização de dois retalhos distantes, quer a partir de um retalho livre duplo, quer a partir de um retalho duplo.

retalho microcirúrgico; no entanto, estas intervenções cirúrgicas extensas e prolongadas são limitadas em indivíduos idosos devido ao estado somático e a outras razões objectivas [53, 105, 119, 143].

Salientámos que o diagnóstico oncológico e o âmbito proposto para a intervenção cirúrgica em quase todos os doentes são acompanhados pelo desenvolvimento de stress de gravidade variável. Nos estudos de um grupo de autores, verificou-se que o nível de ansiedade, stress e desconforto psicológico em doentes com PCRPSH é mais elevado do que noutros doentes com cancro [50, 51, 67, 86, 165]. Estudos provaram que as reacções psicogénicas pronunciadas têm uma influência indubitável na frequência das complicações pós-operatórias [67, 86]. O internamento prolongado, a alimentação através de uma sonda nasogástrica, a respiração através de uma traqueostomia, as desfigurações estéticas faciais, as perturbações graves das funções vitais do corpo, como a fala, a mastigação, a deglutição e a respiração, podem levar a alterações mentais irreversíveis, até ao suicídio [5]. Consequentemente, todos os esforços dos médicos e do doente para eliminar um cancro grave serão absolutamente inúteis, para não falar do aspeto financeiro da questão [92, 161].

O problema da reabilitação e da melhoria da qualidade de vida dos doentes com tumores da cabeça e pescoço submetidos a cirurgia radical continua a ser uma questão complexa que não perde a sua atualidade [1,7, 12,19, 23, 45,56, 124].

A questão da reabilitação funcional e cosmética atempada de doentes oncológicos, que consiste no planeamento e realização de cirurgias reconstrutivas e restauradoras numa só fase para a excisão de tumores da cabeça e do pescoço localmente avançados [24, 37, 91], vem à tona. Ao mesmo tempo, considera-se que a abordagem mais razoável é aquela que permite a substituição adequada do defeito tecidular através de uma operação simples [54].

De acordo com Zeynalova S.M. et al. (2016), o principal componente do tratamento de doentes com cancro da cabeça e do pescoço primário e recorrente localmente avançado é a intervenção cirúrgica com a eliminação, numa fase, do defeito pós-operatório com um dos tipos de cirurgia plástica [11].

Os seguintes tipos de defeitos extensos resultam de operações combinadas ou combinadas alargadas de tumores malignos da cabeça e do pescoço:

1) defeitos na pele, músculo e osso que não comunicam com cavidades;

2) defeitos das mucosas, músculos e ossos com pele preservada;

3) defeitos das membranas mucosas, músculos e ossos, mas que comunicam com a superfície da pele numa grande extensão;

4) através de defeitos da faringe e da laringe - faringostomias e laringostomias [72].

Os defeitos extensos dos tecidos da região da cabeça e do pescoço causam graves perturbações funcionais e cosméticas, que prejudicam principalmente funções importantes como a mastigação, a deglutição, a respiração e a fala [5,37, 71, 72].

Para além das perturbações funcionais dos órgãos da cabeça e do pescoço, o estado psicológico dos doentes reveste-se de grande importância, ao que os médicos explicam o volume necessário de tecidos a remover juntamente com o tumor, incluindo várias áreas anatómicas adjacentes, por vezes até órgãos. Estas notícias são muito difíceis de aceitar pelos doentes, em especial quando se trata da perda parcial ou total de várias funções vitais de um ou outro órgão. Para além disso, os oncologistas não dão quaisquer garantias quanto ao prognóstico do tratamento dos tumores malignos (sucesso da cirurgia, recidiva), o que agrava ainda mais o estado mental do doente. A necessidade de aplicar uma cânula de traqueostomia e uma sonda nasogástrica à maioria destes doentes, os pensos longos e cansativos e o tempo passado no hospital, proporcionando uma alimentação por sonda mais ou menos completa, na maior parte das vezes, que nem todos os hospitais têm capacidade para fornecer, são apenas uma pequena parte dos problemas que têm de ser resolvidos pelo pessoal médico e pelo próprio doente [66,86]. Todos os problemas acima mencionados fazem com que mais de 70% dos doentes recusem a cirurgia para tumores da cabeça e do pescoço localmente avançados e, como resultado, condenam-se a um sofrimento mais grave e, em última análise, à morte.

Mais de 50% dos casos de cancro da cabeça e do pescoço localmente avançado desenvolvem recidivas, a maioria das quais ocorre nos 3 anos seguintes ao tratamento [30, 31].

Entre as lesões malignas da laringe e da laringofaringe, a percentagem de cancro de células escamosas é de 90%. Já com cancro localmente avançado, 75-85% dos doentes são submetidos a tratamento, 60-80% têm metástases regionais, em 50% dos casos ocorrem recidivas durante o primeiro ano de seguimento, o que constitui um fator de mau prognóstico. Nos estádios I-II, a taxa de sobrevivência de 5 anos atinge 60%, nos estádios III-IV - 17-32% [33,68].

De acordo com vários autores, a mortalidade dos doentes com neoplasias malignas da cavidade oral no primeiro ano após o diagnóstico foi de 34,8%-46,5% [12,13, 29,42,55].

A mortalidade dos doentes com cancro da orofaringe localmente avançado no primeiro ano após o tratamento varia entre 30 e 40% [29,30]. A sobrevivência mediana dos doentes com recidivas ocorridas nos seis meses seguintes à quimioterapia com fármacos contendo platina em regimes de primeira ou segunda linha não excede os 6 meses [31].

1.2 Qualidade de vida dos doentes com tumores da cabeça e do pescoço

As questões relacionadas com a qualidade de vida (QdV) dos doentes com neoplasias malignas (NM) são de importância crucial. Em 1999, o Instituto Nacional do Cancro dos EUA e a Sociedade Americana de Oncologia Clínica determinaram que a qualidade de vida é o segundo indicador de qualidade de vida mais importante.

de significância como critério para avaliar os resultados da terapia antitumoral após a sobrevivência - mais importante do que a resposta do tumor primário ao tratamento [108].

Nos estudos efectuados, as taxas de cura e sobrevivência foram as prioridades de tratamento mais elevadas para os doentes com CRGPC; no entanto, parâmetros como a preservação da fala, a redução ou ausência de dor e a capacidade de realizar tarefas diárias foram importantes para os doentes [114, 120].

Atualmente, os dados disponíveis sobre a CV provenientes de ensaios clínicos não podem ser totalmente utilizados em benefício dos doentes individualmente   [40].   Há   uma necessidade   emergente   de   considerar   abordagens individualizadas para a avaliação da FE, que são de extrema importância no tratamento e monitorização de doentes com SCIDD. Ao fazê-lo, os médicos devem considerar a validade e a adequação dos métodos de avaliação individualizada da FE, tendo em conta aspectos importantes da vida e das prioridades do doente [114].

A qualidade de vida dos doentes pode ser melhorada com a introdução de programas de reabilitação, cujo objetivo é restaurar ao máximo a saúde física e mental, a capacidade de trabalho e o estatuto social dos doentes [39].

Até à data, existem muitos métodos e ferramentas para avaliar o impacto da doença, os métodos de tratamento e a medição dos parâmetros de QV em doentes com cancro de células escamosas da cabeça e do pescoço. Na prática, são utilizados principalmente 8 deles, cada um dos quais reflecte determinados parâmetros do estado de saúde dos doentes [120]. Não existe um padrão de ouro único para medir a QV em doentes com CECP, mas os questionários da Organização Europeia para a Investigação e Tratamento do Cancro (EORTC) - EORTC QLQ-C30 e QLQ-H&N35 - são os mais utilizados na literatura mundial [78]. Por conseguinte, utilizámos esta metodologia no nosso trabalho.

A reabilitação de doentes oncológicos é um processo em várias fases, cujos princípios são o início precoce das medidas de reabilitação, a dosagem da carga, a continuidade, a consistência, a abordagem complexa e individual. Vários especialistas devem participar no planeamento das medidas de reabilitação: cirurgião, radioterapeuta, psicólogo médico, protésico, terapeuta da fala, terapeuta de reabilitação oncológica [5, 19, 50, 51, 56, 86, 101, 120].

A perda parcial ou total da fala, a deglutição, a mastigação e os distúrbios respiratórios, que são consequências graves do tratamento cirúrgico de tumores malignos da zona orofaríngea e da laringe [26, 134], determinam a importância da reabilitação da fala [5, 19, 23, 43, 45, 56]. As medidas de reabilitação podem preservar e restaurar as funções de alimentação independente, deglutição e fala em até 92-97% dos pacientes [5,26,69,].

Segundo Malagelada J. R. et al. (2015), as perturbações da deglutição associadas tanto à presença de uma massa volumétrica como aos resultados do seu tratamento acompanham até 65-70% dos doentes com tumores da cabeça e do pescoço [168].

As possibilidades de cura bem sucedida utilizando métodos cirúrgicos em 70-80% dos doentes com cancro da orofaringe localmente avançado são limitadas. A remoção completa da língua com a sua raiz leva a uma incapacidade persistente e grave dos doentes [12, 13, 66]. Nestes doentes, a função da fala e a deglutição estão comprometidas ou completamente ausentes. A restauração da função de deglutição pode ser conseguida através da restauração da função motora das estruturas anatómicas preservadas e da mobilidade dos tecidos transplantados com uma plastia adequadamente executada [26, 66].

Assim, a questão da melhoria da qualidade de vida deste contingente de doentes é um problema urgente e consiste no planeamento, desenvolvimento e realização de cirurgias reconstrutivas e reparadoras que visem o restabelecimento das funções perdidas dos órgãos da cabeça e pescoço e a reabilitação complexa dos doentes [24].

Bachmann A.S. et al (2018) é da opinião de que pouco se sabe sobre a constituição psicológica e os potenciais mecanismos adaptativos destes pacientes quando são admitidos para tratamento hospitalar de pacientes com cancro oral. O objetivo do seu estudo foi estabelecer um protocolo de investigação aceitável e implementá-lo para investigar as respostas psicológicas dos pacientes na fase inicial do tratamento no hospital [165].

Nelke K.H. et al. (2014), centrando-se na qualidade de vida dos pacientes que sofrem de cancro da cabeça e do pescoço, observam que o seu tratamento exige frequentemente uma abordagem multidisciplinar antes e depois da cirurgia. O restabelecimento da expressão facial e da estética facial, da função articular, da mastigação e de outras funções requer frequentemente uma reabilitação compartimentada a longo prazo. A qualidade de vida é medida no paciente antes e depois da cirurgia e do tratamento completo. O estado da QV tem parâmetros diferentes consoante o diagnóstico clínico do doente, o tipo de tratamento e a cirurgia. É também necessário melhorar a autoestima e a avaliação psicológica do doente [103].

Tripathi M. et al. (2015) descrevem a experiência de 100 casos clínicos de reconstrução de defeitos de cabeça e pescoço em pacientes com PCROGS estágio 3-4 com um retalho no músculo peitoral maior (MGM) no período de 2006 a 2013. 86 pacientes tinham cancro da mucosa oral, 8 pacientes tinham cancro da laringe-faringe, 3 pacientes tinham cancro da laringe e 3 pacientes tinham cancro das glândulas salivares. Em 83% dos casos, os tumores tinham um carácter localmente disseminado, o que correspondia a símbolos T3-T4. Em 95 doentes, a reconstrução foi efectuada numa única fase e, em 5 doentes com objectivos paliativos, numa operação de salvamento. Utilizando o retalho BGM, os defeitos da mucosa foram substituídos em 84 doentes, os defeitos da pele em 10 doentes e os defeitos combinados em 6 doentes. A percentagem de complicações foi de 40%, incluindo necrose parcial do retalho - 10%, necrose das partes finais da pele - 30%, sem um único caso de necrose total do retalho. Foram efectuadas orostomias e faringostomias em 12 doentes. Em 10% dos casos complicados, foram necessárias operações repetidas, tendo-se registado complicações sob a forma de empiema pleural em três doentes. Em conclusão, os autores observam que, apesar do facto de o "padrão de ouro" da cirurgia reconstrutiva para tumores da cabeça e do pescoço serem os retalhos microcirúrgicos livres [131], a utilização destes últimos está limitada a um círculo restrito de especialistas, especialmente nos países em desenvolvimento, devido ao elevado custo do método e do equipamento e à falta de especialistas [15, 73, 76, 88, 106, 151].

Anicin A. et al. (2015) [79] do Departamento de Otorrinolaringologia, Clínica da Universidade Médica de Liubliana, Eslovénia, analisaram os resultados oncológicos, funcionais e estéticos da reconstrução de defeitos da cabeça e do pescoço com o retalho BGM em 39 doentes com cancro de células escamosas ao longo de 11 anos (de 2001 a 2012). A idade dos pacientes variou de 40 a 76 anos. Foi utilizado um total de 40 retalhos. Os doentes foram divididos em 2 grupos: no primeiro grupo, as tácticas de tratamento começaram inicialmente com cirurgia (n=19) 48,7%, e no segundo grupo (n=20) 51,3% dos doentes com recidivas de cancro foram submetidos a cirurgia e quimiorradioterapia, que tinha um carácter paliativo. Como resultado, foram observadas taxas de controlo local e de sobrevivência livre de recidiva significativamente melhores no primeiro grupo. A cicatrização primária foi observada em 32 pacientes, com uma média de permanência hospitalar pós-operatória de 22 dias. Registou-se necrose parcial do retalho em 3 casos. Os resultados funcionais e estéticos não diferiram entre os dois grupos, a inteligibilidade da fala, o comprometimento da função do membro superior e a capacidade do retalho em fechar fístulas faríngeas foram praticamente idênticos. Os autores concluíram que, devido à sua elevada viabilidade, ao curto tempo de enxerto, à baixa taxa de complicações e aos resultados estéticos favoráveis nas zonas dadoras na maioria dos doentes, a utilização do retalho BGM é um material ótimo para a plastia primária de defeitos em doentes com cancro da cabeça e do pescoço e nas chamadas "cirurgias de salvamento" [163].

Com a melhoria constante dos métodos sistémicos e locais de tratamento dos tumores da orofaringe, a taxa de sobrevivência dos doentes está a aumentar constantemente, mas após o tratamento combinado, estes apresentam frequentemente perturbações da fala, da mastigação, da deglutição e da respiração, que pioram significativamente a qualidade de vida e dificultam a

adaptação   e integração sócio-psicológica

doentes na sociedade [141].

A metodologia do estudo, incluindo os momentos de medição e os instrumentos, bem como a estratégia de recrutamento, também foi desenvolvida em três fases sucessivas de viabilidade. Foram utilizados os seguintes critérios qualitativos (entrevista) e quantitativos (questionários) para avaliar as respostas dos doentes: WOC-CA, COPE breve, HADS, EORTC QLQ C30-H&N35 e SAM/POMS. Os resultados revelaram que os doentes apresentavam níveis elevados de ansiedade e stress, para os quais ainda não tinha sido desenvolvida uma estratégia e tácticas de tratamento claras. Além disso, um terço dos doentes examinados apresentava níveis graves de ansiedade e depressão, o que indica uma elevada vulnerabilidade e propensão desta população para desenvolver perturbações psicológicas. No início do tratamento do cancro oral, as potenciais intervenções psicossociais devem dar prioridade à ansiedade e à depressão, de modo a que os doentes possam subsequentemente desenvolver estratégias para se adaptarem funcionalmente a estas condições [165].

Zhang X. et al. (2014) [75] analisaram o efeito da plastia de um estágio de defeitos de cabeça e pescoço na qualidade de vida (QV) e, além disso, compararam as diferenças entre a plastia com um retalho BGM e um retalho livre da superfície anteroposterior da coxa (ALTFF) em 110 pacientes. A versão IV do questionário KJ desenvolvido na Universidade de Washington foi utilizada para determinar os parâmetros do KJ. O questionário foi preenchido por 86 pacientes (78,2%) pelo menos 24 meses após a cirurgia. Não houve diferenças na idade, tamanho do tumor primário, estádio da doença e radioterapia pós-operatória nos dois grupos. No entanto, no seguimento, houve diferenças visíveis em ambos os grupos relativamente ao sexo, ao menor tempo de operação e à taxa de complicações. Foi efectuada uma análise comparativa para comparar as diferenças na QV entre os doentes reconstruídos com o retalho BGM e o ALTFF. Os doentes do grupo do retalho livre tiveram menos complicações na função do ombro, mas a função da fala foi pior do que a dos doentes do grupo do retalho da haste. Os resultados deste estudo fornecem informações úteis para médicos e doentes quando se discutem tratamentos para o cancro da cabeça e do pescoço.

A reabilitação de doentes com OHSS é aceite como parte integrante dos cuidados ao doente, com o objetivo de
melhorar e maximizar a qualidade de vida do doente. Os doentes que foram submetidos a uma cirurgia prolongada para tumores da cabeça e do pescoço enfrentam muitos desafios e necessitam de um programa de reabilitação específico. Esta revisão reúne provas específicas para os doentes com cancro da cabeça e do pescoço e divide o programa em cinco domínios

: funcional, médico, estético, psicológico e social. Isto proporciona um quadro comum para abordar estes requisitos de reabilitação únicos (124).

De acordo com Sammut L. et al. (2014) [147], o cancro da cabeça e do pescoço e o seu tratamento conduzem a uma redução significativa da qualidade de vida e apresentam problemas tanto para os doentes como para os seus familiares e prestadores de cuidados. Verificou-se que a atividade física é particularmente importante para contrariar os sintomas que reduzem a QdV, incluindo a depressão, a fadiga, a ansiedade e a inquietação.

Bannister M. et al (2015) revisaram detalhadamente 13 artigos sobre reabilitação após laringectomia, dissecções cervicais, grandes volumes cirúrgicos em OGS e reconstrução microvascular. Também foram revisados artigos sobre preparação geral pré-operatória e cuidados pós-operatórios. Após realizar uma revisão sistemática e analisar a literatura sobre programas de reabilitação melhorados no tratamento cirúrgico de tumores da cabeça e do pescoço, concluímos que existem provas consideráveis para apoiar a viabilidade de intervenções de reabilitação melhoradas na cirurgia da cabeça e do pescoço que podem beneficiar os doentes e que os cirurgiões devem conhecer [85].

Para avaliar o papel da transferência regional e livre de tecidos no tratamento paliativo do cancro da cabeça e do pescoço que envolve grandes áreas de pele, os autores [132] efectuaram uma revisão retrospetiva dos doentes que receberam

tratamento do cancro da cabeça e do pescoço com envolvimento da pele no Mount Sinai Medical Centre durante um período de 5 anos (2006-2010). Apenas os doentes com envolvimento cutâneo extenso e tumores inoperáveis submetidos a ressecção paliativa do tumor com reconstrução

numa fase foram incluídos na revisão. Resultados: 25 pacientes preencheram os critérios de inclusão para a revisão. Desses, 14 pacientes (56%) foram submetidos à reconstrução de defeitos com retalhos pediculados e 11 pacientes (44%) foram submetidos à reconstrução com retalhos microcirúrgicos livres,
19 pacientes (76%)
receberam radioterapia paliativa adjuvante e/ou quimioterapia. Quatro doentes (16%) apresentavam metástases à distância na altura da cirurgia e o tempo médio para o desenvolvimento de metástases à distância após a cirurgia foi de 6 meses. A sobrevida mediana foi de 9,5 meses. Conclusões: A cirurgia paliativa com reconstrução é uma opção de tratamento razoável para doentes com tumores inoperáveis com envolvimento cutâneo extenso. Estas não melhoram a sobrevivência, mas a eliminação do odor, da hemorragia, da dor intolerável e da infeção associada ao envolvimento cutâneo pode melhorar a qualidade de vida do doente.
Patel K. et al (2014) referem que a reabilitação, os resultados funcionais e uma qualidade de vida aceitável são os principais objectivos da cirurgia reconstrutiva oral, mesmo em fases avançadas em que a sobrevivência é limitada. Os autores relatam os resultados plásticos funcionais observados em glossectomias em que a reconstrução foi realizada utilizando três técnicas diferentes. Foram utilizados 264 retalhos, que foram divididos em três grupos de 15 pacientes. Os grupos foram divididos da seguinte forma: 1) retalho livre do antebraço; 2) retalho do músculo peitoral maior; 3) retalho nasolabial. Todos os grupos tiveram uma taxa extremamente baixa de necrose completa do retalho, mas as complicações na forma de fístulas e orostomias foram significativamente frequentes no grupo do retalho musculocutâneo. A recuperação da função fonatória e da deglutição apresentou bons resultados

na maioria dos pacientes. Em menos de 15% dos pacientes, observou-se fala incompreensível e necessidade de uso constante de sonda nasogástrica para alimentação. O retalho BGM mostrou suas melhores características funcionais em glossectomia total e subtotal com excisão dos músculos do assoalho da boca. O retalho livre do antebraço mostrou-se fiável e seguro com a sua menor espessura e flexibilidade, especialmente após glossectomia parcial. O retalho nasolabial foi confirmado como o retalho de eleição para ressecções parciais da língua e das porções anterolaterais do pavimento da boca. Em resumo, o autor observa que os retalhos livres não substituem os retalhos musculoesqueléticos convencionais, mas são uma alternativa ideal para indicações específicas e seleccionadas [133].

Estudos demonstraram que a medição dos parâmetros de QV pode ajudar a prever a sobrevivência [Aarstad H.J. et al., 2014]. Num estudo recente, o nível de base da QV foi um indicador prognóstico da sobrevivência global observada em doentes com cancro da cabeça e do pescoço e foi utilizado para estratificar os doentes em ensaios clínicos [Urba S. et al., 2012]. Estes resultados sublinham a importância de avaliar o doente como um indivíduo, em vez de se limitar a tratar a sua doença, mas os dados globais significativos sobre a CV na CCCHS ainda são escassos [92], pelo que é importante compreender como avaliar melhor e de forma eficaz a CV em doentes com CCCHS, para que as intervenções de tratamento e apoio possam ser adaptadas às necessidades e aos resultados dos doentes individualmente.

Wolff K.D. et al. (2015), dando uma breve visão geral do desenvolvimento e da aplicação clínica atual dos retalhos perfurantes, afirma que a descoberta destes retalhos é um sinal de progresso significativo na reconstrução cirúrgica de defeitos da cabeça e do pescoço, mas ainda não se sabe se são o próximo passo na "escada reconstrutiva". Como exemplo, o autor cita 4 retalhos do membro inferior que utilizou para fechar defeitos orais. Mas quando se considera a gama de novos locais doadores e a precisão do desenho do retalho oferecido pelos retalhos perfurantes, torna-se evidente que o potencial desta nova técnica ainda não foi alcançado [166].

Para responder à pergunta: "A idade avançada é uma contraindicação para o tratamento cirúrgico de doentes com cancro da cabeça e do pescoço? (Yang R. et al., 2014) [105] efectuaram uma análise retrospetiva e uma revisão pormenorizada das histórias de 53 doentes com 80 anos ou mais (idade média de 85 anos) que foram submetidos a tratamento cirúrgico para tumores malignos da cabeça e do pescoço entre 1996 e 2011. A duração média do acompanhamento foi de 32 meses. A comorbilidade mais comum foi a doença cardiovascular (43%). O cancro de células escamosas da cavidade oral e da orofaringe foi verificado em 45 doentes (85%). As operações efectuadas incluíram 40 dissecções do pescoço e 12 retalhos livres microvasculares. O tempo médio de hospitalização foi de 6,4 dias. O aumento do tempo de internação foi significativo nos pacientes submetidos a enxertos com retalhos livres (p < 0,01). Não houve nenhum caso de óbito perioperatório ou necrose de retalho.   34   (61,4%) pacientes receberam alta hospitalar em um

As complicações pós-operatórias mais frequentes foram as cardiovasculares (n = 8). As complicações pós-operatórias mais frequentes foram as cardiovasculares (n = 8), as infecciosas (n = 10) e o delirium (n = 6). A reconstrução com retalho livre não teve qualquer efeito adverso no período de internamento hospitalar (p > 0,05). Mais de 75% dos doentes não sofreram quaisquer limitações importantes na vida quotidiana. A cirurgia prolongada para tumores malignos da cabeça e do pescoço pode ser tolerada em doentes idosos, mediante uma seleção cuidadosa dos doentes. A idade, por si só, não deve ser um fator importante no tratamento de doentes com cancro da cabeça e do pescoço [105].

À medida que a incidência do cancro da cabeça e do pescoço nos idosos aumenta, o seu tratamento exige frequentemente uma abordagem multidisciplinar, que pode ser bastante dolorosa. Os doentes idosos (neste caso, designados como tendo mais de 65 anos de idade) com CCP têm frequentemente comorbilidades significativas e um estado funcional global comprometido, o que pode interferir com a sua capacidade de aceitar e tolerar o tratamento combinado. Por conseguinte, têm sido frequentemente excluídos dos ensaios clínicos que definiram os padrões de tratamento. Por conseguinte, a adaptação de terapias contra o cancro para doentes idosos com OHSS pode ser um grande desafio. Neste artigo, foi efectuada uma revisão exaustiva da literatura para melhor compreender e discutir questões relacionadas com recomendações terapêuticas específicas para doentes com 65 anos de idade ou mais. A evidência sugere que as doentes idosas têm resultados de sobrevivência semelhantes aos das mais jovens, mas podem ter uma pior tolerância à toxicidade, especialmente quando o tratamento é intensificado. Consequentemente, os doentes idosos necessitam de mais apoio durante todo o processo de tratamento. São necessários estudos que incorporem ferramentas geriátricas, que podem melhorar a seleção dos doentes e a tolerância ao tratamento intensivo [164].

Assim, a análise dos estudos científicos disponíveis sobre a problemática relativa aos aspectos cirúrgicos do tratamento do carcinoma espinocelular da cabeça e pescoço, as questões sobre as complicações pós-operatórias, a eliminação de defeitos, a recuperação de funções perdidas e, afectando significativamente a QV, predeterminam a necessidade de um maior estudo e desenvolvimento desta problemática.

CAPÍTULO 2

CARACTERIZAÇÃO DE MATERIAL CLÍNICO PRÓPRIO

2.1 Características gerais das observações clínicas

O nosso estudo baseou-se em observações clínicas de 169 doentes com carcinoma de células escamosas da região da cabeça e do pescoço, com idades compreendidas entre os 25 e os 92 anos, que receberam tratamento no departamento de oncologia geral da Instituição Estatal "Centro Científico Oncológico Republicano" do Ministério da Saúde e da Proteção Social da População da República do Tajiquistão durante o período de 2008 a 2019. O principal critério para a amostra de pacientes foi a presença de cancro histologicamente verificado nos órgãos da cabeça e do pescoço. Destes, 151 (89,3%) doentes apresentavam um processo tumoral localmente avançado e correspondiam aos estádios III - IVA, IVB. Todos os doentes receberam tratamento combinado e complexo de acordo com as normas de tratamento aceites no país, com uma fase obrigatória de remoção cirúrgica do tumor.

Para comparar os resultados do tratamento, todos os doentes foram divididos em 2 grupos. O principal critério para dividir os doentes nos grupos estudados foi a diferença nos volumes de intervenção operatória   , ou seja, a diferença no volume da intervenção efectuada.

fase reconstrutiva-restauradora da intervenção cirúrgica.

O grupo principal incluiu 108 (63,9%) doentes que, após a remoção do tumor primário e a dissecção das vias de metástases linfogénicas, foram submetidos a uma reconstrução em uma fase dos defeitos formados com retalhos com fornecimento de sangue axial.

Foi efectuada uma reconstrução em uma fase dos defeitos formados com retalhos com fornecimento de sangue axial.

O grupo de controlo incluiu 61 (36,1%) doentes que foram submetidos a excisão do tumor com substituição do defeito tecidular resultante por enxerto de pele livre (ou pele autóloga) ou tecidos locais, e por vezes sem plastia. O nosso estudo é um estudo prospetivo-retrospetivo paralelo. Do total da coorte (n = 169), 102 (60,4%) doentes foram tratados prospectivamente e 67 (39,6%) retrospetivamente, sendo a proporção de doentes prospectivos no grupo principal de 59,3% (64 doentes) e no grupo de controlo de 62,2% (38 doentes). Os critérios de exclusão dos doentes foram considerados a recusa de intervenção cirúrgica, a presença de patologia somática intercorrente grave, doenças psiquiátricas e a recusa em participar no estudo. Este estudo foi aprovado pelo comité de ética da Abuali ibn Sino State Medical University, de acordo com as disposições da Declaração de Helsínquia da Associação Médica Mundial, na sua última revisão. O desenho do estudo é apresentado na Figura 19.

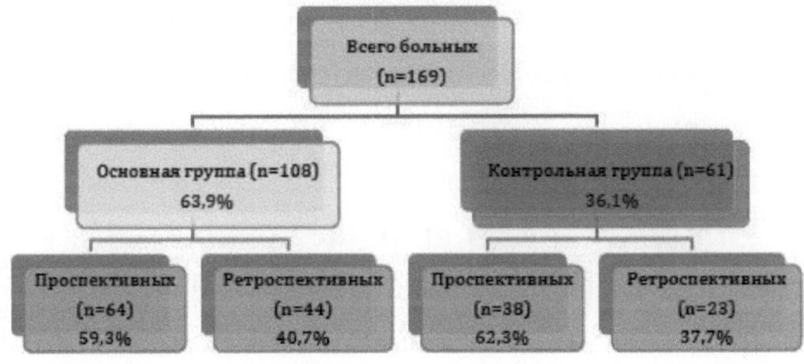

Figura 19. - Desenho do estudo

O estudo incluiu 169 doentes com idades compreendidas entre os 25 e os 92 anos. Destes, os homens eram 107 (63,3%) e as mulheres 62 (36,7%). A média de idade dos doentes era de 61,0 anos, sendo a média de idade dos homens de 60,6 anos e das mulheres de 61,8 anos (Tabela 1).

Tabela 1. - Distribuição dos doentes por sexo e idade

Idade	Homens		Mulheres		Número de pacientes				p
					n número absoluto		в %		
	OG	KG	OG	KG	OG	KG	OG	KG	
25 - 44	8	6	4	1	12	7	11,1	11,5	0,856
45 - 59	22	16	12	9	34	25	31,5	41,0	0,214
60 - 74	23	13	18	9	41	22	38,0	36,0	0,807
75 - 90	12	4	7	1	19	5	17,6	8,2	0,093
mais de 90	1	2	1	0	2	2	1,8	3,3	0,558
Total:	66 (61,1)	41 (67,2)	42 (38,9)	20 (32,8)	108	61	100%	100%	

[2]Nota: OG - grupo principal, GC - grupo de controlo. *p* - significância estatística da diferença entre os indicadores dos grupos principal e de controlo (% Pearson).

Como se pode verificar na Tabela 1, entre os doentes incluídos no estudo, tanto no grupo principal como no grupo de controlo, houve um predomínio significativo de homens sobre mulheres, com uma relação de 2:1 - no grupo principal 66 (61,1%) versus 42 (38,9%), no grupo de controlo - 41 (67,2%) versus 20 (32,8%). O pico de morbilidade em ambos os grupos foi observado nos grupos etários 45-59 e 60-74 anos, no grupo principal - 75 (69,5%) e no grupo de controlo - 47 (77%), ou seja, prevaleceram as pessoas de meia-idade e idosas. É de salientar que, com a idade, os doentes desenvolvem várias comorbilidades que acompanham as doenças oncológicas: doenças cardiovasculares, diabetes mellitus, doenças do sistema respiratório, do sistema urinário, que requerem frequentemente um tratamento conservador e, por vezes, complicam o tratamento dos doentes, em particular, o planeamento e a realização de tratamentos combinados e   combinados alargados.

intervenções cirúrgicas, bem como agravantes que afectam negativamente a reabilitação dos doentes no período pós-operatório (Tabela 2).

Tabela 2. - Presença de comorbilidades nos grupos de doentes estudados

Doença associada	Grupo principal, n = 108	Grupo de controlo, n = 61	P
Sistemas gastrointestinais	83 (76,8%)	47 (77,0%)	0,977
Sistema urinário	71 (65,7%)	36 (59,0%)	0.320
Sistema cardiovascular	54 (50,0%)	24 (39,3%)	0.183
Anemia de vários graus	34 (31,4%)	21 (34,4%)	0.695
Sistema reprodutor	17 (15,7%)	17 (27,8%)	0.059
Sistema endócrino	15 (13,8%)	3 (5,0%)	0.120
Hepatites virais B e C	12 (11,1%)	5 (8,2%)	0.546

Nota: p - significância estatística da diferença entre os indicadores dos grupos principal e de controlo (pelo critério χ^2 de Pearson).

Como se pode ver na Tabela 2, as comorbilidades mais frequentes, tanto no grupo principal como no grupo de controlo, foram patologia do trato gastrointestinal sob a forma de colecistite e pancreatite (76,8% vs. 77,0%), doenças inflamatórias dos rins e do trato urinário (pielonefrite, urolitíase) - (65,7% e 59,0%), sistema cardiovascular sob a forma de hipertensão arterial de vários graus e riscos, aterosclerose da aorta e dos vasos cerebrais (50,0% e 39,3%), sistema sanguíneo, anemia de gravidade variável (31,4 % e 34,4 %), sistema reprodutor (endometrite crónica na mulher, prostatite no homem (15,7 % e 27,8 %), sistema endócrino (diabetes mellitus tipo II, bócio difuso de gravidade variável) 13,8 % e 5,0 %, e doenças infecciosas e alérgicas diversas (hepatite viral B, C, alergia polivalente) 11,1 % e 8,2 %. Consequentemente, a idade dos doentes e a sua segurança somática inicial constituem um fator importante na tomada de decisões e no desenvolvimento de tácticas de tratamento para esta categoria de doentes.

A presença de patologia infecciosa genitourinária concomitante numa proporção significativa de doentes permite-nos supor uma etiologia infecciosa do cancro da cabeça e do pescoço, em particular do papilomavírus humano (HPV), estirpes de elevada oncogenicidade, o que requer mais investigação neste sentido.

Todas as operações foram efectuadas sob anestesia endotraqueal geral, com recurso a fármacos neuroleptanalgésicos e cetamina. Para obter sedação, melhorar a evolução da anestesia, aliviar o stress psico-emocional e reduzir a hipersalivação, todos os doentes foram pré-medicados 45 minutos antes da intubação com uma injeção intramuscular de 1% p/r analgin 2.0, 1% p/r dimedrol 1.0 e 1% p/r sulfato de atropina 1.0. Além disso, os pacientes receberam sedativos antes e no dia da cirurgia.

Na presença de síndroma de dor, orientada pela sua gravidade, foi efectuada analgesia adequada com fármacos não narcóticos e narcóticos, utilizando um protocolo de analgesia.

Um dos factores prognósticos significativos no tratamento do carcinoma espinocelular da cabeça e do pescoço é o estádio da doença ou o grau de disseminação do processo tumoral. Os grupos estudados incluíram principalmente doentes com processo tumoral localmente disseminado, uma vez que esta coorte de doentes é a mais difícil de tratar e, mesmo que o seu tratamento seja bem sucedido, a sua qualidade de vida sofre num grau variável. A localização do tumor primário nos grupos estudados é apresentada na Tabela 3.

Tabela 3. - Distribuição dos doentes por sexo e localização do tumor primário

	Paulo	Grupo	Grupo de	Total %, (n)	$R\,x^2$

			principal	controlo			
Coberturas de pele	25	11	24 (22,2%)	12 (19,7%)	21,3%	(36)	0,698
Processo alveolar da mandíbula	25	11	25 (23,1%)	11 (18,0%)	21,3%	(36)	0,436
Mucosa da bochecha	13	12	23 (21,3%)	2 (3,3%)	14,7%	(25)	0,004
Língua	13	10	7 (6,5%)	16 (26,2%)	13,6%	(23)	<0,001
Linha vermelha dos lábios	10	5	14 (13,0%)	1 (1,6%)	8,8%	(15)	0,028
Maxilar superior	8	6	1 (0,9%)	13 (21,3%)	8,2%	(14)	<0,001
O pavimento da boca	9	2	9 (8,3%)	2 (3,3%)	6,5%	(11)	0,340
Processo alveolar da maxila	2	4	2 (1,9%)	4 (6,6%)	3,5%	(6)	0,113
Laringe	2	-	2 (1,9%)	-	1,1%	(2)	-
Glândula tiroide	0	1	1 (0,9%)	-	0,5%	(1)	-
Total:	10	7	62 (3	108 (100%)	61 (100%)	100%	169

Nota: esta localização é abordada num quadro 4 separado.

[2] p - significância estatística da diferença entre os indicadores dos grupos principal e de controlo (pelo critério da % de Pearson).

Os dados apresentados na Tabela 3 indicam que as localizações tumorais mais frequentes foram: a pele da cabeça e pescoço e o processo alveolar da mandíbula 21,3% cada, a mucosa da bochecha 14,7% e a língua 13,6%. Por outras palavras, a cavidade oral, ocupando uma posição central, é a área de origem de até 40-50% dos tumores da cabeça e pescoço. O bordo vermelho do lábio, o maxilar superior e a mucosa do pavimento da cavidade oral ocupam uma posição intermédia em termos de frequência. Entre as localizações menos raras, contam-se o cancro da mucosa do processo alveolar da maxila (3,5%), o cancro da laringe (1,1%) e o cancro da tiroide (0,5%). Ao analisar os doentes de acordo com os grupos de estudo, pode observar-se que, no grupo principal, o tumor se localizava mais frequentemente na região do processo alveolar da mandíbula, na pele da cabeça e do pescoço e na mucosa da bochecha, em números quase iguais, 25 (23,1%), 24 (22,2%) e 23 (21,3%) casos, respetivamente. Com uma frequência relativamente menor, o tumor localizava-se no bordo vermelho dos lábios - em 14 (13,0%) doentes, na mucosa do pavimento da cavidade oral - 9 (8,3%), na língua - 7 (6,5%). O cancro da mucosa do processo alveolar do maxilar superior e da laringe foi observado com a mesma frequência em 2 (1,9%) casos, e também com a frequência mais baixa o tumor localizava-se no maxilar superior e na glândula tiroide - 1 caso cada, o que perfazia (0,9%) do grupo total de doentes.

No grupo de controlo, as localizações mais frequentes dos tumores malignos foram a língua - 16 (26,2%), o maxilar superior - 13 (21,3%), a pele da cabeça e pescoço - 12 (19,7%) e o processo alveolar do maxilar inferior - 11 (18,0%), que no seu conjunto perfizeram 85,2%. Com menor frequência, o tumor localizava-se na mucosa do processo alveolar do maxilar superior - 4 (6,6%), na mucosa do assoalho da boca e da bochecha - 2 (3,3%) casos cada, e na borda vermelha do lábio inferior - 1 (1,6%) caso. É de salientar que, no nosso estudo, a frequência de doentes com cancro da língua e do maxilar que não foram submetidos a plastia de defeitos é relativamente elevada no grupo de controlo. Esta discordância na frequência de ocorrência de tumores no grupo de controlo em relação ao grupo principal deve-se, provavelmente, ao facto de, no cancro da língua e maxilar, os enxertos microcirúrgicos livres (retalho radial do antebraço, retalho trapezoidal) serem materiais mais aceitáveis e óptimos para a reconstrução de defeitos [142], que não utilizamos por inadequação da técnica.

Com base nos dados do exame, justificou-se individualmente para cada doente o algoritmo de tratamento e o método de reconstrução. Na fase de planeamento da cirurgia, a marcação do retalho foi efectuada de acordo com pontos de referência anatómicos normalizados, bem como a avaliação do estado dos vasos da área doadora através de ultra-sons Doppler.

O principal objetivo da cirurgia reconstrutiva é substituir uma ou mais superfícies epiteliais por um retalho e, em alguns casos, preencher o défice dos tecidos não epiteliais subjacentes. Nesta base, consideramos racional dividir os doentes em função das características dos tecidos (epitélio cutâneo ou mucoso) a partir dos quais o tumor se desenvolveu em dois grandes grupos - membranas mucosas (grupo 1) e pele (grupo 2).

Com base na Tabela 4, na coorte total de doentes, na maioria dos casos, o cancro localizado na membrana mucosa da cavidade oral foi encontrado em 101 (59,8%) casos. Isto explica-se pelo facto de a cavidade oral, sendo o início do sistema digestivo, estar frequentemente exposta a factores químicos carcinogénicos, como o tabagismo, o uso de produtos do tabaco - nasvay, bebidas alcoólicas, bem como a estímulos mecânicos - desde cáries a próteses dentárias mal colocadas.

Assim, no grupo principal a proporção deste contingente de doentes foi de 61,1%, e no grupo de controlo de 57,4%, ou seja, quase a mesma frequência de ocorrência. O cancro do maxilar superior foi observado em 14 doentes (8,3%), dos quais 1 doente no grupo principal e 13 doentes no grupo de controlo, o que representou 0,9% e 21,3%, respetivamente. O cancro da laringe e o cancro da tiroide ocorreram em frequências relativamente baixas de 2 e 1 observações, respetivamente, apenas no grupo principal, e não houve doentes com esta localização no grupo de controlo.

O cancro do lábio, de acordo com o sistema de classificação tumoral TNM, é considerado juntamente com a cavidade oral e ocupa uma posição intermédia entre a pele e as mucosas. Consequentemente, incluímos esta localização no grupo 1, que incluiu 15 observações (8,9%), das quais a maioria - 14 (12,9%) doentes pertenciam ao grupo principal e 1 (1,6%) doente ao grupo de controlo.

Do total da coorte (n = 169), observámos lesões de tumores

cutâneos da cabeça e pescoço em 36 (21,3%) casos, dos quais a proporção de doentes no grupo principal foi de 24 (14,2%) casos e de 12 (6,1%) no grupo de controlo (Tabela 4).

Tabela 4. - Distribuição dos doentes de acordo com a localização do tumor na pele (n=36)

Localização do tumor	Grupo de base	Grupo de controlo	Total n, (%)	P
Região das maçãs do rosto	3	3	14 (38,9%)	0,137
Nariz	5	-		
Bochecha	2	-		
Testa	-	1		
Aurícula	5	3	11 (30,5%)	0,191
Região parótida	3	-		
Região temporal	5	2	10 (27,8%)	0,734
Região escura	1	2		
Pescoço	-	1	1 (2,8%)	-
Total	**24**	**12**	**36**	**0.698**

Nota: p - significância estatística da diferença entre os indicadores do grupo principal e do grupo de controlo (pelo critério
^{2}% Pearson).

Os cancros de pele mais frequentes (Tabela 4) da região zigomática, nariz, bochecha e testa foram 14 (38,9%), enquanto os cancros de pele do pavilhão auricular, região parotídea e região temporoparietal ocorreram em frequências quase iguais em 11 (30,5%) e 10 (27,8%) observações, respetivamente. A frequência mais baixa de lesões cutâneas na superfície posterior do pescoço foi de 1 (2,8%) caso.

O estadiamento do processo tumoral em função da extensão do tumor primário foi efectuado de acordo com a Classificação Internacional TNM de 2018 (8.ª edição), que está actualizada [77].

A distribuição dos doentes de acordo com o tamanho do tumor primário foi a seguinte: no grupo principal, em 14 (12,9%)

doentes o tumor correspondia ao símbolo T2, em 31 doentes (28,7%) - ao símbolo T3, e em 63 (58,3%) doentes correspondia ao símbolo T4. É de realçar a baixa taxa de estadios relativamente precoces da doença (T2) (12,9%), especialmente no cancro da mucosa do processo alveolar da mandíbula, cancro da língua, cancro da mucosa do pavimento da cavidade oral e do processo alveolar da maxila (Tabela 5).

Tabela 5. - Distribuição dos doentes nos grupos principal e de controlo por localização e disseminação tumor primário

Localização do tumor		T2 %, (n)	T3 %, (n)	T4 %, (n)	Total %, (n)
Processo alveolar da mandíbula	OG	0,9 (1)	2,8 (3)	19,4 (21)	23,1 (25)
	KG	-	1,6 (1)	16,4 (10)	18,0 (11)
	P	-	0,953	0,623	0,436
Pele do rosto, cabeça e pescoço	OG	2,7 (3)	5,5 (6)	13,9 (15)	22,1 (24)
	kg	1,6 (1)	4,9 (3)	13,1 (8)	19,7 (12)
	P	0,953	0,858	0,927	0,698
Mucosa da bochecha	OG	1,9 (2)	10,2 (11)	9,3 (10)	21,4 (23)
	KG	1,6 (1)	1,6 (1)	-	3,3 (2)
	P	0,613	0,078	-	0,002
Linha vermelha dos lábios	OG	4,6 (5)	4,6 (5)	3,7 (4)	12,9 (14)
	kg	-	-	1,6 (1)	1,6 (1)
	P	-	-	0.774	0,028
Língua	OG	0,9 (1)	2,8 (3)	2,8 (3)	6,5 (7)
	kg	8,2 (5)	13,1 (8)	4,9 (3)	26,2 (16)
	P	0,044	0,022	0,773	<0,001
O pavimento da boca	OG	-	2,8 (3)	5,6 (6)	8,4 (9)
	kg	-	1,6 (1)	1,6 (1)	3,3 (2)
	P		0,953	0,410	0,340
Processo alveolar da maxila	OG	-	-	1,9 (2)	1,9 (2)
	kg	-	-	6,6 (4)	6,6 (4)
	p			0,249	0,249
Maxilar superior	OG	-	-	0,9 (1)	0,9 (1)

		1,6 (1)	3,3 (2)	16,4 (10)	21,3 (13)
	kg				
	P	-	-	<0,001	<0,001
Laringe	OG	1,9 (2)	- -	-	1,9 (2)
	kg	-	-	-	0
Glândula tiroide	OG	-	-	0,9 (1)	0,9 (1)
	kg	-	-	-	0
Total	OG	12,9% (14)	28,7% (31)	58,3% (63)	100% (108)
	kg	13,1% (8)	26,2% (16)	60,7% (37)	100% (61)
	P	0.834	<0,001	0.768	

[2]Nota: p - significância estatística da diferença entre os indicadores dos grupos principal e de controlo (pelo critério da % de Pearson).

O grupo de controlo apresentou quase o mesmo padrão de distribuição das fases (Quadro 6).

Tabela 6. - Grau de disseminação do tumor em função da localização nos grupos principal e de controlo

Estágio / Localização^ / Tumores		II		III			IVA, IVB				Total, número absoluto (%)	P
Pele do rosto, cabeça e pescoço	OG	3	-	5	1	-	12	2	1	-	24 (22,2%)	0,698
	KG	2	-	2	1	-	6	1	-	-	12 (19,7%)	
Processo alveolar da mandíbula	OG	1	-	2	1	-	7	10	3	1	25 (23,1%)	0,463
	kg	-	-	-	1	-	2	5	3	-	11 (18,0%)	
Mucosa da bochecha	OG	2	-	3	7	1	5	4	1	-	23 (21,3%)	0,004
	kg	1	-	1	-	-	-	-	-	-	2 (3,3%)	
Linha vermelha dos lábios	OG	4	-	3	2	-	3	1	-	1	14 (13,0%)	0,028
	kg	-	-	-	-	-	-	1	-	-	1 (1,6%)	
O pavimento da boca	OG	-	-	1	2	-	1	3	1	1	9 (8,3%)	0,340
	kg	-	-	-	-	1	1	-	-	-	2 (3,3%)	
Língua	OG	1	-	1	-	2	1	-	2	-	7 (6,5%)	<0,001
	kg	5	-	4	3	1	-	1	2	-	16 (26,2%)	
Processo alveolar do maxilar superior	OG	-	-	-	-	-	1	1	-	-	2 (1,9%)	0,249
	kg	-	-	-	-	-	4	-	-	-	4 (6,6%)	
Maxilar superior	OG	-	-	-	-	-	1	-	-	-	1 (0,9%)	<0,001
	KG	-	-	2	-	-	10	-	-	1	13 (21,3%)	
Laringe	OG	2	-	-	-	-	-	-	-	-	2 (1,9%)	-
Glândula tiroide	OG	-	-	-	-	-	1	-	-	-	1 (0,9%)	-
Total:	OG	13	0	15	13	3	32	21	8	3	108 (100%)	
	kg	8	0	9	5	2	23	8	5	1	61 (100%)	
	p	0.0...1		0.9...	0.6...	0.3...	0.2 82	0.4...	08	0.9...		

Nota: OG - grupo principal, GC - grupo de controlo. p - significância estatística da diferença entre os indicadores dos grupos principal e de controlo (pelo critério u2 de Pearson)

Assim, 8 (13,1%) doentes tinham um   estádio tumoral corresponderam ao símbolo T2, em 16 (26,2%) doentes - ao estádio T3, e em 37 (60,7%) doentes - ao símbolo T4. É de salientar que nos grupos principal e de controlo, na maioria absoluta dos casos - 87% e 86,9%, respetivamente - existia um processo tumoral localmente avançado. Para comparar os parâmetros iniciais do processo tumoral dos doentes e obter resultados o mais aproximados possível, decidimos estudar em pormenor a inter-relação do processo tumoral que se propaga a partir da sua localização. De acordo com os dados da Tabela 6, 69 doentes (78,8%) da coorte total de doentes - 48 (44,4%) no grupo principal e 21 (34,4%) no grupo de controlo -, juntamente com o processo tumoral localmente disseminado, foram diagnosticados com gânglios linfáticos regionais do pescoço clinicamente aumentados, o que foi verificado por exame citomorfológico. Para este efeito, utilizámos a técnica biópsia por aspiração com agulha fina (punção) do(s) gânglio(s) linfático(s) afetado(s) (incluindo sob o controlo de um transdutor de ultra-sons). Estes doentes vieram para tratamento já com lesões metastáticas dos gânglios linfáticos regionais e apenas em 2 (1,1%) doentes foram reveladas lesões metastáticas dos gânglios linfáticos mediastínicos (M1) durante o tratamento. Nestes casos, o processo tumoral é considerado localmente avançado com base no tamanho do tumor primário, e a presença de gânglios linfáticos regionais metastáticos, de acordo com os resultados de numerosas publicações, piora significativamente o prognóstico da doença, reduzindo a taxa de sobrevivência a 5 anos em 50% [76].

341-20O maior número de doentes observados nos grupos principal e de controlo foi tratado por cancro correspondente ao estádio IV (T - N M) - 106 (62,7%) casos. No grupo principal, este contingente era constituído por 67 (62,0%) doentes e no grupo de controlo por 39 (63,9%) doentes. Em 166 (98,2%) doentes o tumor era representado por cancro de células escamosas (Tabela 7).

Tabela 7. - Verificação morfológica dos tumores

Tipo histológico do tumor	Número de observações	%
Cancro de células escamosas com queratinização	101	59,7%
Cancro de células escamosas sem queratinização	65	38,4%
Adenocarcinoma da glândula salivar	1	
Carcinoma folicular da glândula tiroide	1	1,77%
Carcinoma ameloblástico	1	

Destes, 101 (59,7%) tinham cancro de células escamosas com queratinização e 65 (38,4%) tinham cancro de células escamosas sem queratinização. Nos restantes 3 doentes (1,77%), os tumores representavam morfologicamente um adenocarcinoma da parótida.

glândula salivar, carcinoma folicular da tiroide e carcinoma ameloblástico, uma observação cada, respetivamente.

A classificação histológica do tumor é um importante indicador de prognóstico do grau de malignidade do carcinoma de células escamosas (Tabela 8).

Tabela 8. - Grau de diferenciação do tumor na <u>coorte</u> global de doentes

Grau de diferenciação do tumor	Número de observações	%
Cancro de grau 1, altamente diferenciado.	57	33,7
Grau 2 - moderadamente diferenciado	90	53,2

Grau 3 - pouco diferenciado	16	9,5
Grau x - diferenciação não estabelecida	6	3,5
Total	169	100%

O painel do grau de diferenciação histológica das células tumorais foi predominantemente representado por células tumorais moderadamente diferenciadas (G2) grau malignidade - em 90 (53,2%), e em 6 (3,5%) doentes não foi possível determinar o grau de malignidade. A discrepância entre os dados histológicos da biopsia e do material pós-operatório foi observada em 22 doentes, o que perfaz 13%, e em 17 (10,0%) - o grau de diferenciação da biopsia tumoral antes da cirurgia era G1, a macropreparação tumoral pós-operatória - G2. Por outro lado, em 4 (2,4%) doentes, a macropreparação pós-operatória era G2 em vez de G1 no pré-operatório. EM 1 (0,6%) G2 - G3.

Este fenómeno permite supor que, no decurso do tratamento, em certos casos, o tumor maligno tende a transformar-se numa forma mais agressiva e, consequentemente, a mostrar resistência aos métodos de terapia antitumoral. Por vezes, o grau de diferenciação não pode ser revelado de todo pelos morfologistas (Gx); no nosso estudo, estes casos foram observados em 6 (3,5%) doentes. Dependendo da forma de crescimento do tumor, os doentes distribuíram-se da seguinte forma. Os tumores exofíticos ocorreram em 119 (76,3%) doentes, os endofíticos em 29 (17,2%) e os tumores de crescimento misto (exofítico-endofítico) foram detectados em 21 (12,4%) doentes (Tabela 9).

Tabela 9. - Distribuição dos doentes consoante a forma de crescimento do tumor

A forma do crescimento do	Número de	%

tumor	observações	
Forma exofítica	119	70,4
Forma endofítica	29	17,2
Forma mista	21	12,4
Total:	169	100%

Tradicionalmente, o desenvolvimento de tácticas de tratamento em doentes com lesões tumorais dos órgãos da cabeça e do pescoço é determinado de forma colegial, com a participação de especialistas em oncologia (cirurgiões, quimioterapeutas, radiologistas e radiologistas). Deve ser dada uma ênfase especial a uma abordagem diferenciada, que preveja um exame clínico, radiológico e morfológico pormenorizado dos doentes, tendo em conta a localização e a disseminação do processo tumoral, a dose de radiação recebida e a fase do tratamento cirúrgico. O objetivo da abordagem colegial é reduzir as complicações antes e depois do processo de tratamento e melhorar a qualidade de vida dos doentes.

2.2 Métodos de investigação para avaliar o estado geral e a qualidade de vida dos doentes

Participaram no exame dos doentes oncologistas da Instituição Estatal "RONC" do Ministério da Saúde e do Desenvolvimento Social da República do Tajiquistão e o pessoal do Departamento de Oncologia e Diagnóstico por Radiação da Universidade Estatal de Medicina Abuali Ibni Sino do Tajiquistão.

Em ambos os grupos, os pacientes na admissão inicial no departamento ambulatório da RONC foram examinados por um especialista em tumores da cabeça e do pescoço e, em casos complicados, foram criados conselhos multidisciplinares (Tumor board), constituídos pelo curador do departamento - um professor do Departamento de Oncologia da Abuali Ibni Sino State Medical University -, subdirectores de tratamento médico, chefe do departamento de oncologia geral, radioterapeutas e quimioterapeutas para desenvolver tácticas de tratamento óptimas.

Antes da cirurgia, todos os doentes abrangidos pelos protocolos actuais de diagnóstico e tratamento de doentes com cancro foram submetidos a um exame clínico objetivo, incluindo oroscopia, rinoscopia, laringoscopia indireta (fibrolaringoscopia), exame completo com determinação do sangue, urina, química do sangue, coagulograma, ECG, ecografia da cavidade abdominal e do pescoço, radiografia de revisão dos pulmões, ossos do crânio, radiografia panorâmica dos maxilares, TAC da cabeça e do pescoço. Nos casos de patologia reversível do lado dos sistemas respiratório, cardiovascular e digestivo, foi efectuado um tratamento conservador dos doentes.

Todos os doentes foram examinados de acordo com o algoritmo aceite para esta categoria de doentes, incluindo análises ao sangue (gerais e bioquímicas), urina, consulta com um médico de clínica geral, cardiologista, anestesista e outros especialistas, se indicado. Foram efectuados métodos instrumentais adicionais de exame, bem como métodos de diagnóstico por radiação, conforme indicado.

No âmbito das normas nacionais aprovadas para o tratamento da MND, os doentes de ambos os grupos receberam tratamento após discussão e aprovação das tácticas desenvolvidas na conferência médica, na qual participaram especialistas de todos os perfis de oncologia. O âmbito do tratamento dos doentes incluiu: Radioterapia (RT) pré-operatória com operação subsequente num total de 63 (37,3%) doentes - 33 doentes do grupo principal e 30 doentes do grupo de controlo. A quimiorradioterapia (CRT) com cirurgia subsequente foi administrada a 37 (21,9%) doentes, dos quais 25 doentes do grupo principal e 12 do grupo de controlo. A quimioterapia neoadjuvante (QTN) seguida de cirurgia foi administrada a 17 (10,0%) doentes, dos quais 13 pertenciam ao grupo principal e 4 ao grupo de controlo.

A cirurgia seguida de radioterapia (RT) 3-4 semanas após a cirurgia foi realizada em 31 (18,3%) doentes, dos quais 21 pertenciam ao grupo principal e 10 ao grupo de controlo. A cirurgia seguida de quimioterapia às 3 semanas de pós-operatório foi realizada em 11 (6,0%) doentes, dos quais 9 pertenciam ao grupo principal e 2 ao grupo de controlo. Também 10 (5,9%) doentes, 7 do grupo principal e 3 do grupo de controlo, foram submetidos apenas a intervenção cirúrgica (Tabela 10).

Tabela 10. - Tácticas de tratamento dos doentes

Métodos de tratamento	Grupo principal, abs. número, (%)		Grupo de controlo, abs. número, (%)		Número total de abs., (%)	P
LT + Funcionamento	33		30		63 (37,3%)	0,006
hlt + Funcionamento	25	71 (65,7%)	12	46 (75,4%)	37 (22,0%)	0,600
XT + Cirurgia	13		4		17 (10,0%)	0,384
Total	117 (69,2%),p = 0,191					
Cirurgia + LT	21	30	10	12	31 (18,3%)	0,972
Cirurgia + XT	9	(27,8%)	2	(19,7%)	11 (6,5%)	0,340
Total	42 (24,9%),		p = 0,242			
Operação Total	7	6,5%	3	4,9%	10 (5,9%)	0,680
	10 (5,9%), p= 0,941					

[2]**Nota:** p - significância estatística da diferença entre os indicadores dos grupos principal e de controlo (pelo critério da % de Pearson).

A maioria dos doentes n=117 (69,2%) foi submetida a

intervenção cirúrgica na segunda fase - após radiação neoadjuvante, quimioterapia e quimiorradioterapia. A proporção desta categoria foi de 71 (65,7%) no grupo principal e de 46 (75,4%) no grupo de controlo.

A intervenção cirúrgica precedeu a radioterapia e a quimioterapia adjuvantes em 42 doentes (24,9%), dos quais 30 (27,8%) pertenciam ao grupo principal e 12 (19,7%) ao grupo de controlo. Apenas 10 (5,9%) doentes foram submetidos a intervenção cirúrgica isolada.

Recomenda-se a avaliação do estado geral dos doentes com cancro utilizando o índice de Karnofsky (0-100%) ou a escala ECOG-Performance Status (0-4 pontos). Neste caso, são avaliadas as queixas, a presença ou ausência de sintomas, a atividade física do doente e a necessidade de cuidados médicos especiais.

Para caraterizar parâmetros simples de qualidade de vida (QV), avaliámos o estado inicial dos doentes antes e depois da intervenção cirúrgica. Para o efeito, o estado geral dos doentes antes e depois da fase cirúrgica do tratamento foi determinado utilizando a escala de Karnovsky (0-100 pontos) (Tabela 11).

Tabela 11. - Índice de Karnofsky

Pontuações	Caracterização
Atividade física normal, o doente não necessita de cuidados especiais	
100%	O estado é normal, sem queixas ou sintomas de doença
90%	A atividade normal é preservada, mas estão presentes sintomas ligeiros da doença
80%	A atividade normal é possível com um esforço extra, com sintomas moderadamente graves da doença
Restrição da atividade normal, mantendo a total independência do doente	
70%	O doente mantém os seus autocuidados mas está incapacitado para a atividade normal ou para o trabalho
60%	O doente precisa por vezes de ajuda, mas na maioria das vezes cuida de si próprio
50%	O doente necessita frequentemente de assistência e cuidados médicos

O doente é incapaz de cuidar de si próprio e necessita de cuidados de enfermagem ou de hospitalização	
40%	O doente passa a maior parte do tempo na cama, sendo necessários cuidados e assistência especiais
30%	O doente está acamado e a hospitalização é indicada, embora não seja necessário um estado terminal
20%	Manifestações graves da doença, é necessária a hospitalização e terapia de apoio
10%	Doente moribundo, progressão rápida da doença
0%	Morte

Os ensaios clínicos de diferentes tratamentos para neoplasias malignas requerem a utilização de critérios normalizados para medir a forma como a doença afecta as actividades diárias do doente. Por conseguinte, aplicámos também a escala ECOG (0-4 pontos) para investigar o resultado dos doentes em ambos os grupos. A escala ECOG é uma das ferramentas para descrever o nível de estado funcional do doente em termos de capacidade de auto-cuidado, actividades diárias e atividade física (andar, trabalhar, etc.). Esta escala foi desenvolvida pelo Eastern Cooperative Oncology Group (ECOG), que faz agora parte do ECOG- ACRIN Cancer Research Group. Os investigadores de todo o mundo têm em conta o estado do ECOG quando planeiam estudos para investigar um novo tratamento. Esta escala permite reproduzir os resultados dos estudos (Quadro 12).

Tabela 12. - Avaliação do estado geral do doente de acordo com a escala ECOG

Pontuações	Caracterização
0	O doente está totalmente ativo, capaz de fazer tudo como antes da doença (90-100% na escala de Karnofsky)
1	O doente não pode fazer trabalhos pesados, mas pode fazer trabalhos ligeiros ou sedentários (por exemplo, trabalhos domésticos ligeiros ou de escritório, 7080% na escala de Karnofsky)

2	O doente é tratado em regime de ambulatório, é capaz de
	Autocuidado, mas não pode trabalhar. Passa mais de 50% do tempo de vigília ativo - em posição vertical (50-60% na escala de Karnofsky)
3	O doente só é capaz de prestar cuidados a si próprio de forma limitada, passa mais de 50% do tempo acordado numa cadeira ou cama (30-40% na escala de Karnofsky)
4	Deficiente, totalmente incapaz de cuidar de si próprio, confinado a uma cadeira ou cama (10-20% na escala de Karnofsky)

O estado da qualidade de vida nos períodos pré e pós-operatório foi também avaliado utilizando os questionários EORTC-QLQ-30 e um módulo especial concebido para tumores da cabeça e do pescoço, o EORTC QLQ H&N35, versão 3.0. No nosso estudo, a escala EORTC-QLQ H&N35 foi aplicada pela primeira vez na República. Os resultados do estudo sublinham a alteração direta dos parâmetros da qualidade de vida dos doentes antes e depois da fase cirúrgica do tratamento do cancro da cabeça e do pescoço, que são expressos pelos próprios doentes de forma quantitativa.

O Questionário de Qualidade de Vida da Organização Europeia para a Investigação e Tratamento do Cancro (EORTC-QLQ-C30) foi concebido para avaliar parâmetros de qualidade de vida em doentes com cancro avançado. Uma caraterística distintiva deste questionário é o facto de estar disponível em 9 línguas diferentes (Bélgica, Dinamarca, França, Alemanha, Países Baixos, Inglaterra, Austrália, Canadá e Japão). Este questionário inclui 30 perguntas compostas por 9 escalas. Depois de receber as respostas às perguntas, este questionário é sujeito a um processamento matemático de acordo com a fórmula:

$$1 - (RS - 1) / gama \times 100,$$

em que RS (Raw Score) é a soma das pontuações em relação ao número de questões da escala em causa, a amplitude é a diferença entre os valores máximo e mínimo da resposta à questão. Os valores da escala variaram de 0 a 100.

As escalas de sintomas são pontuadas através da seguinte fórmula:

$$(RS - 1) / gama \times 100,$$

A análise dos resultados sugere que pontuações elevadas indicam um nível elevado de FE para as escalas funcionais e de gravidade dos sintomas para as escalas de sintomas.

A EORTC desenvolveu um novo questionário EORTC-QLQ-H&N35 versão 3.0 para avaliar a qualidade de vida em doentes com cancro da cabeça e do pescoço. Este questionário destina-se a ser utilizado em ensaios clínicos internacionais sobre cancro como uma ferramenta normalizada para avaliar a qualidade de vida em doentes com CCP. O questionário QLQ-H&N35 inclui 35 itens e é composto por 18 escalas, das quais 7 escalas com itens múltiplos: dor, dificuldades de deglutição, sensoriais e de fala, dificuldades de alimentação   ,
problemas   sociais, problemas de saúde   , problemas de saúde.

funcionamento, desejo sexual, e 11 escalas com 1 item: problemas dentários, limitação da abertura da boca, boca seca, viscosidade salivar, tosse, sensação geral de dor, controlo da dor, toma de suplementos, utilização de uma sonda nasogástrica, perda e ganho de peso.

As pontuações para cada escala variam entre 0 e 100, sendo que, para a subescala funcional, pontuações mais elevadas indicam melhores condições e, para a escala de sintomas, pontuações mais elevadas indicam, pelo contrário, sintomas mais graves. Este questionário foi traduzido e adaptado por nós para a língua tajique estatal, formalizado como um ato de implementação no processo de tratamento das instituições oncológicas.

Assim, os métodos e abordagens para avaliar a QdV dos doentes com cancro têm uma vasta gama de possibilidades, com diferentes volumes de interpretações. Muitos autores observam que a eficácia do tratamento do cancro é medida não só pela sobrevivência e pela esperança de vida, mas também por parâmetros de qualidade de vida igualmente importantes. Por este motivo, os programas de reabilitação são frequentemente desenvolvidos com base em indicadores de QV. O período de acompanhamento dos doentes variou entre 1,4 e 60 meses. Os dados de sobrevivência foram obtidos a partir dos registos de atendimento no departamento de ambulatório do RONC, que foram complementados, em doentes retrospectivos, por entrevistas telefónicas aos familiares dos doentes.

A análise estatística dos resultados foi efectuada utilizando o programa de aplicação "Statistica 10.0" (Stat Soft Inc., EUA). Os valores absolutos foram apresentados como mediana e quartil inferior e superior (Me [25q; 75q]), e os valores relativos foram apresentados como fracções (%). A comparação de valores absolutos para amostras dependentes foi efectuada utilizando o critério T de Wilcoxon, para amostras independentes - utilizando o critério U de Mann-Whitney. [2,2]Os valores relativos para amostras dependentes foram comparados utilizando o critério % McNemar, e para amostras independentes - utilizando o critério % de Pearson. A hipótese nula foi rejeitada a p <0,05. Avaliação das acções terminais (sobrevivência-mortalidade),

o aparecimento de complicações) foi analisado utilizando o método gráfico de Kaplan-Meier. As comparações foram efectuadas segundo o critério de Cox.

CAPÍTULO 3

MÉTODOS DE RECONSTRUÇÃO DE DEFEITOS DA CABEÇA E DO PESCOÇO APÓS A REMOÇÃO DE TUMORES

3.1 Caracterização dos defeitos que se formam na cabeça e no pescoço após a cirurgia do cancro

Ao desenvolver o plano de tratamento, o método de reconstrução deve ser planeado ao mesmo tempo. É de fundamental importância determinar o volume de reconstrução simultaneamente com a intervenção cirúrgica. Quando o defeito pós-operatório é grande, é aconselhável usar retalhos arterializados [115].

Indicações e contra-indicações para a realização de cirurgia reconstrutiva-reconstrutiva numa fase.

As cirurgias do cancro da cabeça e do pescoço são determinadas com base nos seguintes critérios: um grupo de factores relacionados com a malignidade: Localização, tamanho do tumor (de acordo com o símbolo T), singularidade ou multiplicidade do tumor primário, estádio do tumor maligno e sua estrutura histológica, relação com estruturas subjacentes, ossos cranianos, profundidade de invasão, forma de crescimento, estado dos gânglios linfáticos regionais (critério N), quimio-radioterapia pré-operatória prévia, volume estimado de tecidos a remover durante a cirurgia e factores relacionados com o doente - idade, sexo, estado somático geral dos doentes, ou seja, presença ou ausência de comorbilidades, estilo de vida, higiene oral, ocupação, profissão.O estado geral do doente, ou seja, a presença ou ausência de comorbilidades, o estilo de vida, a higiene oral, a profissão, a consciência da gravidade da doença, a tolerância, o cumprimento das instruções do cirurgião, os factores socioeconómicos e as limitações de tempo. Por conseguinte, é necessário analisar estes factores antes da intervenção cirúrgica.

Um ponto importante é o estudo das características dos defeitos resultantes, tais como o tamanho do defeito, a sua localização e o tipo de tecido no fundo do defeito formado. No caso de defeitos de passagem, é necessária uma descrição clara da natureza das superfícies epiteliais que limitam o defeito. É importante sublinhar que é necessária uma classificação clínica-anatómica sólida e, ao mesmo tempo, acessível dos defeitos formados para uma seleção óptima do retalho.

Existem muitas classificações, cujos factores subjacentes são: divisão da face em quadrantes anatómicos, localização do defeito, tamanho do defeito, órgão ou grupo de órgãos a remover [68]. Estas classificações não são muito práticas e são difíceis de aplicar na prática. Um dos problemas no planeamento da reconstrução do defeito é o julgamento subjetivo do cirurgião na determinação do volume de ressecção e da otimização do retalho selecionado, o que pode levar a complicações pós-operatórias e a maus resultados (funcionais e cosméticos).

A reconstrução de defeitos dos órgãos da cabeça e do pescoço envolve manipulações em dois revestimentos epiteliais que diferem em termos de estrutura e função - a pele e as membranas mucosas orais. Muitos estudos provaram que a pele, sob a forma de um retalho livre de camada completa ou como componente de um retalho arterializado, é utilizada para fechar defeitos tanto da pele como das membranas mucosas, adquirindo ao longo do tempo as propriedades dos tecidos locais.

Consequentemente, este facto apoia ainda mais a necessidade de utilizar uma classificação clínica simplificada e unificada dos defeitos.

Aderimos à classificação proposta por Khabibulaev Sh.Z. (2011), que clinicamente
foi testado nos nossos doentes. Os seguintes tipos de defeitos pós-operatórios que requerem uma reconstrução numa fase são formados em resultado de operações combinadas e combinadas alargadas para o cancro da cabeça e do pescoço:

Categoria I de defeitos - Defeitos não cavitários dos tecidos cutâneo, muscular e ósseo que não comunicam com cavidades. Estes defeitos são geralmente formados após a excisão de cancro da pele parótido-cervical, cancro da glândula salivar parótida com envolvimento da pele, cancro da bochecha, cancro da pele do couro cabeludo, do pescoço, etc. (Figura 20). (Figura 20).

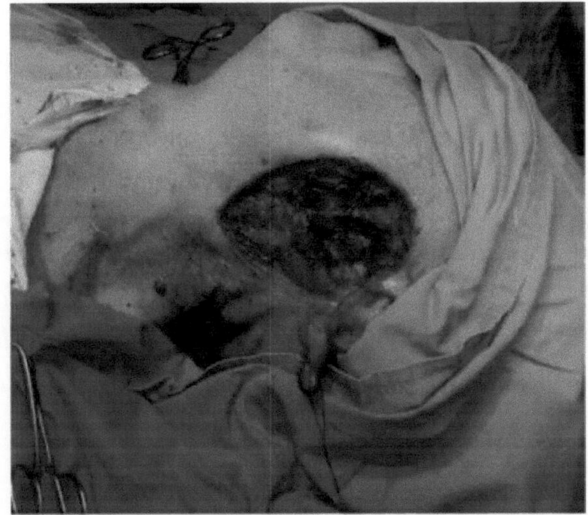

Figura 20. - Paciente X., 75 anos de idade. História clínica #4169.

Diagnóstico: Cancro da região parótida-cervical esquerda T4N0M0.

Defeito da região parótida-mandibular. O bloco de tecidos a remover inclui: pele, camada de gordura subcutânea, glândula salivar parótida, aurícula parcial, parte do músculo masseter

Defeitos de categoria II - defeitos não contíguos das membranas mucosas, músculos e ossos com pele preservada. Estes incluem defeitos após excisão de cancro da cavidade oral, da mucosa labial e das cavidades nasais (Figura 21).

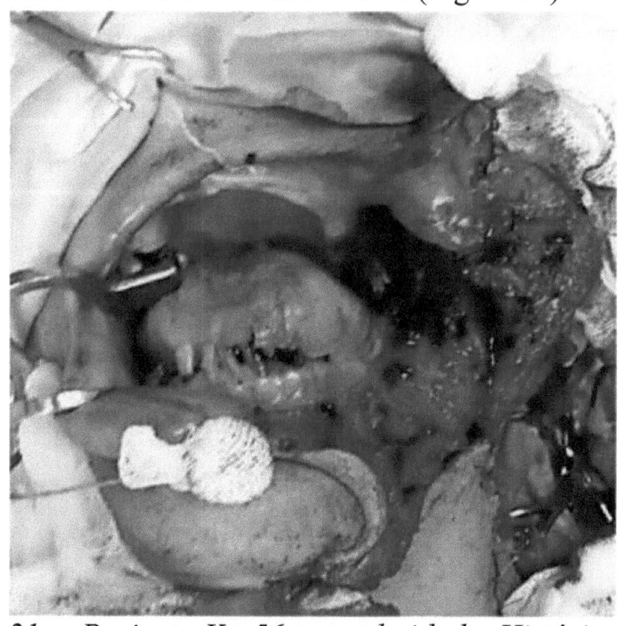

Figura 21. - Paciente K., 56 anos de idade. História do caso #2617. Defeito da mucosa e dos tecidos moles da região retromolar da bochecha esquerda, na ausência de lesões cutâneas, operado a um cancro recorrente da mucosa da bochecha esquerda, que se espalhou para o processo alveolar da parte superior da bochecha.
mandíbulas

III categoria de defeitos - Através de defeitos das membranas mucosas, defeitos musculares e ósseos que comunicam com a superfície da pele numa grande extensão. Trata-se de defeitos penetrantes após excisão de cancro da cavidade oral, dos lábios inferior e superior, da cavidade nasal e do seio maxilar, que brotam e se infiltram na pele (Figura 22).

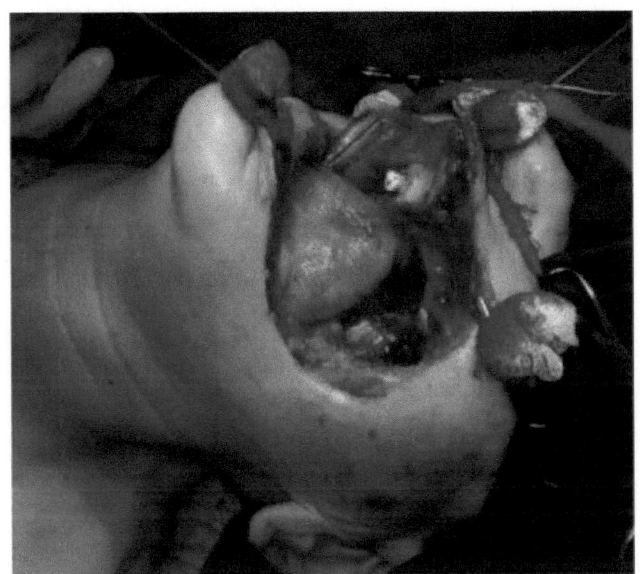

Figura 22. - Paciente M., 60 anos de idade, história de caso №1997. Defeito penetrante extenso da mucosa, tecidos moles e pele da zona da bochecha esquerda, operado a um cancro da mucosa da bochecha esquerda T4N0M0, estádio IV

A IV categoria de defeitos é constituída por defeitos da laringe e da faringe, os chamados laringostomas e faringostomas. Estes incluem laringostomas e faringostomas formados por cancro da laringe e da tiroide (Figura 23).

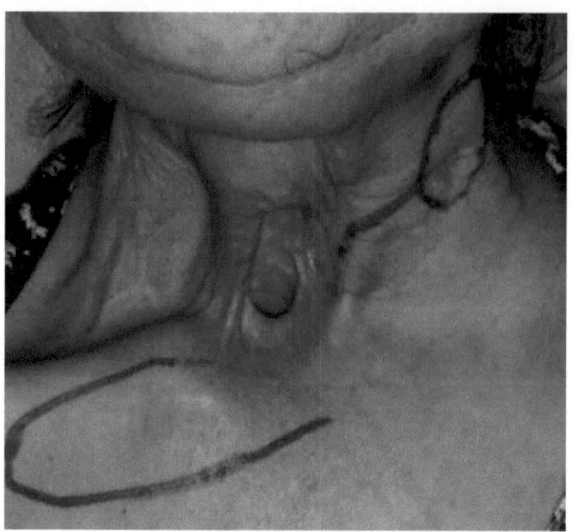

Figura 23. - Paciente S., 65 anos de idade, caso clínico n.º 3580. Defeito traqueal num doente 6 meses após tiroidectomia por cancro da tiroide, com brotamento para a traqueia. Falta uma secção da parede anterior da traqueia ao longo dos quatro semicôndilos cartilaginosos

Categoria V de defeitos - Através de defeitos da pele do couro cabeludo que comunicam com a cavidade craniana, quando o tumor afecta a pele do couro cabeludo com penetração e destruição dos ossos do crânio até à dura-máter.

A primeira categoria de defeitos incluía 36 (21,3%) doentes com cancro de pele primário e recorrente de diferentes localizações da cabeça e do pescoço, da glândula salivar parótida, bem como 1 doente com cancro localmente disseminado da glândula salivar parótida, que se estendia à pele e aos músculos adjacentes. Destes, 24 (66,7%) doentes pertenciam ao grupo principal e 12 (33,4%) doentes pertenciam ao grupo de controlo. Entre eles, 25 eram do sexo masculino e 11 do sexo feminino. Estamos a falar de defeitos cutâneos simples quando os tecidos a excisar incluem pele, gordura subcutânea fibras até à fáscia intrínseca do músculo e, por vezes, o periósteo. Muitas vezes, o fundo dos defeitos mais profundos formados são quaisquer tecidos não epiteliais e formações anatómicas da cabeça e do pescoço (bordos da ferida cutânea, camada de gordura subcutânea, músculos, ossos do crânio, vários elementos glandulares da pele e algumas formações anatómicas (canal auditivo externo, grandes vasos e nervos da cabeça e do pescoço) (Figura 20).

Tabela 15. - Distribuição dos defeitos de categoria I consoante o estádio do tumor

TNM / localização do defeito	T2N0 M0	T2N1 M0	T3N0 M0	T3N1 M0	T3N2 M0	T4N0 M0	T4N1 M0	T4N2 M0	Total
Couro cabeludo	1	-	2	-	-	3	3	-	9
Região das maçãs do rosto	2	-	1	2	-	1	-	-	6
Pele auricular	-	-	-	-	-	5	1	1	7
Pele nasal	-	-	3	-	-	2	-	-	5
Região perirradicular	-	-	-	-	-	4	-	-	4
A pele da bochecha	-	-	1	-	-	1	-	-	2
A pele da testa	-	-	1	-	-	-	-	-	1
Pele das pálpebras	-	-	-	-	-	1	-	-	1
Pele do pescoço	-	-	-	-	-	1	-	-	1
Total:	3	-	8	2	-	18	4	1	36

Os dados da Tabela 15 mostram que a maior incidência de defeitos da categoria 1 ocorreu após cirurgia para câncer de pele do couro cabeludo e malar em 15 (41,6%) casos, aurícula e pele de várias subunidades do nariz em 7 e 5 casos, respetivamente (19,4% e 13,8%).

Em 3 (8,3%) doentes, o estádio do tumor correspondia ao estádio

símbolo T2, e em 23 (91%) doentes - localmente

T3 - 10 (27,7%) e T4 - 23 (63,8%). Destes, foram diagnosticadas metástases em gânglios linfáticos regionais em 7 (19,4%) observações aquando do tratamento inicial dos doentes. Tratava-se de 2 doentes com diagnóstico de cancro de pele da zona zigomática direita e 2 doentes com cancro de pele do pavilhão auricular, que foram submetidos a um tratamento combinado e complexo com a fase final de cirurgia alargada.

A segunda categoria de defeitos foi estabelecida em 116 (68,6%) doentes com cancro do lábio e da cavidade oral, dos quais 70 (60,8%) doentes pertenciam ao grupo principal e 46 (39,2%) doentes ao grupo de controlo, em que 101 (87,8%) casos apresentavam um processo tumoral localmente avançado de estádio III-IV (Tabela 16).

Tabela 16. - Localização dos defeitos de categoria II por estádio do tumor primário em doentes dos grupos principal/ e de controlo

TNM / localização de defeitos	T2N0M0	T2N1M0	T3N0M0	T3N1M0	T3N2M0	T4N0M0	T4N1M0	T4N2M0	Total	
Processo alveolar da mandíbula	1/0	-	2/1	1/1	-	7/2	7/4	2/3	20/11	31
Língua	1/5	-	1/4	1/3	1/1	1/0	0/1	2/2	7/16	23
Bochecha	2/1	-	3/1	5/0	1/0	4/0	4/0	-	19/2	21
Lábios	4/0	1/0	3/0	2/0	-	2/0	1/1	-	13/1	14
O pavimento da boca	-	-	1/0	2/0	0/1	1/1	3/0	2/0	9/2	11
Maxilar superior	-	-	0/2	-	-	0/8	-	-	0/10	10
O processo alveolar da maxila.	-	-	-	-	-	1/4	1/0	-	2/4	6
Total	14	1	18	15	4	31	22	11	70/46	116

Havia 68 homens (58,6%) e 48 mulheres (41,4%), com uma proporção de 1:1,4. Como resultado de cirurgias combinadas e combinadas alargadas, estes doentes apresentavam defeitos complexos da mucosa oral, músculos subjacentes e tecido subcutâneo, incluindo a mucosa, músculos subjacentes à camada de gordura subcutânea e, por vezes, à pele. A principal caraterística deste grupo de defeitos é a necessidade de fechar apenas uma superfície epitelial na ausência de lesões cutâneas.

A categoria mais difícil de defeitos **é o terceiro grupo** em termos de preparação pré-operatória, determinação de tácticas e tempo de reconstrução. A localização dos defeitos da categoria III e a fase do processo tumoral são apresentadas na Tabela 17.

Tabela 17. - Localização dos defeitos de categoria III por estádio do tumor primário em doentes dos grupos principal/ e de controlo

'^''''''''^.TNM stage Localização Defeito	T3N1M0	T3N2M0	T4N0M0	T4N1M0	T4N$_{2-3}$M0	Total
Processo alveolar da mandíbula	-	-	-	3/0	2/0	5/0
Maxilar superior	-	1/0	0/3	-	-	1/3
Mucosa da bochecha	2/0	-	1/0	-	1	4/0
O bordo vermelho do lábio inferior	-	-	1/0	-	-	1/0
Total	2	1	5	3	3	11/3 (14)

Os defeitos da terceira categoria foram formados em 14 (8,3%) doentes com cancro localmente avançado da maxila e cavidades nasais, órgãos da cavidade oral e lábio. Destes, 11 (78,5%) doentes do grupo principal foram submetidos a plastia com retalho e 3 (21,5%) doentes do grupo de controlo foram submetidos a plastia com tecido local do defeito. Dos 14 pacientes, 9 (64,3%) já apresentavam metástases regionais em linfonodos no momento da admissão para tratamento.

Todos os doentes foram submetidos a operações combinadas e combinadas alargadas após a remoção do tumor, o que resultou em defeitos penetrantes extensos de tecidos moles e ossos, para cujo encerramento foi necessário mais do que um retalho num pedículo em 4 (40%) casos: o primeiro - para formar o revestimento interno da cavidade oral, o segundo - para restaurar a integridade da pele. Em três casos com o diagnóstico de cancro localmente avançado da mucosa do processo alveolar mandibular, foi utilizado um retalho músculo-esquelético BGM em combinação com um retalho cervical de pele-gordura - 1 caso, com um retalho deltopeitoral - 1 caso, e um retalho músculo-esquelético BGM com um fragmento da costela em V com um retalho músculo-esquelético subclávio e do queixo. Em 1 caso, o defeito extenso incluía um fragmento mental do osso mandibular, que é o mais difícil de reconstruir, onde, para além do BGM, foi utilizado um retalho sublingual com um retalho musculocutâneo subcondral.

Assim, o cancro foi mais frequentemente localizado no processo alveolar da mandíbula - em 5 casos. Com igual frequência - 4 casos cada um na maxila e na mucosa da bochecha. Apenas num doente o tumor estava localizado no bordo vermelho do lábio inferior, crescendo ao longo de toda a sua espessura e da pele do queixo.

O grupo de pacientes **com defeitos da categoria IV** em nosso estudo foi representado por um número relativamente menor - 3 (1,8%) pacientes. Destes, 2 (66,6%) doentes tinham cancro da laringe verificado, tendo sido submetidos a um tratamento combinado e complexo - ressecção anterolateral da laringe com formação de uma laringostomia planeada, tendo a fase plástica sido realizada após um seguimento de seis meses para excluir recidiva. Como material plástico foi utilizado um retalho cutâneo-muscular de platisma. Um doente (33,4%) apresentava cancro da tiroide com penetração na traqueia, tendo sido submetido a uma operação combinada para remoção do tumor primário com formação de uma traqueostomia permanente. A fase de restauração da condroplastia de acordo com o método Koenig foi efectuada 6 meses mais tarde. A essência deste método é a utilização de um fragmento de cartilagem para formar uma estrutura traqueal. Neste último caso, utilizámos um fragmento de tecido da cartilagem da tiroide. A reconstrução deste tipo de defeitos é o único exemplo de plastia diferida, também pertencente aos métodos combinados, que inclui a formação de duas superfícies epiteliais: a cobertura interna desempenhando o papel de membrana mucosa (laringe ou traqueia), a externa formando um defeito da pele própria da superfície anterior do pescoço (Figura 24).

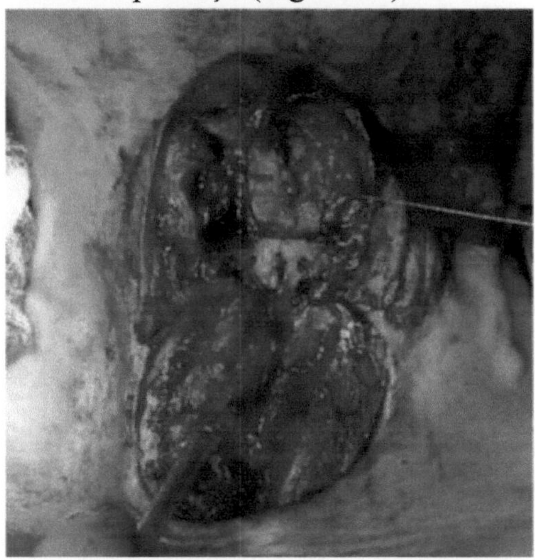

Figura 24. - Paciente S., 65 anos de idade, historial médico #3580.

Plastia de um defeito traqueal passante num doente 6 meses após tiroidectomia com ressecção traqueal para cancro da tiroide localmente avançado com extensão traqueal

Como já foi referido, 48 (44,4%) doentes do grupo principal e 21 (34,4%) doentes do grupo de controlo apresentavam metástases de cancro nos gânglios linfáticos regionais. Nestes casos, a linfodissecção foi efectuada nos seguintes volumes: A excisão unilateral fascial-futlar da fibra do pescoço (n = 39) foi efectuada em 32 doentes do grupo principal e em 7 doentes do grupo de controlo. A operação de Kreil de um lado (n = 24) foi efectuada em 17 doentes do grupo principal e em 7 doentes do grupo de controlo. Um dos doentes do grupo principal, juntamente com a operação de Kreil no lado direito, foi submetido a uma CICF no lado oposto. A variante superior da FFIKSH unilateral (n = 13) foi realizada em 7 doentes do grupo principal e em 6 doentes do grupo de controlo. A FVFCS bilateral (n = 5) foi realizada em 3 doentes do grupo principal e em 1 doente do grupo de controlo. A variante superior da FVIKSH bilateral (n = 3) foi efectuada em 2 doentes do grupo principal e em 1 doente do grupo de controlo. A linfodissecção selectiva (n = 3) foi realizada em 2 doentes do grupo principal e em 1 doente do grupo de controlo.

Dois tipos de cirurgias reconstrutivas e de reconstrução são utilizados principalmente para reparar defeitos complexos após a remoção do tumor no caso de cancro da cabeça e do pescoço localmente avançado:

1. Formação de retalhos vascularizados com preservação da fonte de fornecimento de sangue junto ao defeito.

2. Transplante livre de complexos de tecidos com revascularização imediata por anastomose microvascular.

Esta última é mais complexa e dispendiosa. Este tipo de cirurgia plástica é amplamente utilizado na prática, especialmente ideal para o enxerto ósseo de defeitos mandibulares, que utiliza complexos de tecidos com a inclusão de fíbula, crista ilíaca, borda externa da escápula, raio, fragmento de costela. Este método de plastia de defeitos no nosso país é realizado principalmente no centro republicano especializado em cirurgia reconstrutiva e plástica. Para introduzir esta técnica na prática oncológica, é necessária, no futuro, uma estreita cooperação científica e prática das estruturas interessadas.

**3.2 Descrição topográfica e anatómica dos retalhos pediculados   utilizados para a plastia
defeitos pós-operatórios**

Utilizámos retalhos complexos pele-gordura, pele-fascial, pele-muscular e pele-muscular-osso vascularizados com fluxo sanguíneo axial para substituir os defeitos pós-operatórios formados. Nestes retalhos, a principal carga funcional recai sobre a "ilha" de pele deixada no fragmento distal do retalho cutâneo-fosco e cutâneo-muscular, que protege de forma fiável todas as estruturas subjacentes e resiste bem a vários factores do ambiente externo e interno. Na secção proximal, o pedículo do retalho desempenha o papel de uma base através da qual a ilhota de pele e o retalho como um todo são nutridos.

Os principais objectivos da reconstrução de defeitos da cabeça e do pescoço são restaurar a aparência e a função o mais próximo possível do normal, minimizando quaisquer incisões e traumas adicionais.

A escolha correcta do tipo de material plástico para substituir defeitos da cabeça e do pescoço depende de muitos factores: a história da doença e os métodos de tratamento utilizados anteriormente, a estrutura histológica do tumor, a fase do processo tumoral, a forma, a localização e a extensão do defeito, a viabilidade do leito dador e o prognóstico da doença. É igualmente necessário ter em conta a experiência e a preferência do cirurgião, a motivação do doente, ou seja, o seu desejo de obter um bom resultado, o seu estado geral, a presença ou ausência de patologia vascular. Todos estes factores devem ser esclarecidos antes da cirurgia, uma vez que a presença de um ou de uma combinação destes factores é decisiva na escolha do retalho ideal para obter os melhores resultados oncológicos e estéticos.

A utilização de retalhos vascularizados tem as suas vantagens e desvantagens: em primeiro lugar, a plastia com um retalho vascularizado é efectuada em simultâneo com a remoção do tumor maligno, o que reduz significativamente o tempo de tratamento. Em segundo lugar, alarga as indicações de intervenção cirúrgica, uma vez que estes retalhos podem ser utilizados para fechar quase todos os tipos de defeitos, o que cria a possibilidade de excisão radical dos tecidos afectados.

Em terceiro lugar, a utilização de um retalho vascularizado melhora significativamente a circulação sanguínea nos tecidos circundantes, o que é extremamente importante para uma cicatrização mais rápida, para combater as infecções, etc. Em quarto lugar, a utilização de um retalho vascularizado não requer uma imobilização prolongada. Outro fator igualmente importante é a semelhança e, por vezes, a semelhança do enxerto do dador com os tecidos do defeito circundante - trata-se de propriedades como a cor da pele do retalho, o seu grau de pigmentação, o dermografismo, a presença (e, por vezes, a ausência) de cobertura capilar, a gravidade do tecido subcutâneo, a saturação das glândulas sebáceas e sudoríparas, etc.

Os factores acima referidos devem ser tidos em conta principalmente na plastia de defeitos extensos da face e do pescoço, que também têm significado estético. Desta forma, podem ser alcançados melhores resultados funcionais e estéticos, o que é extremamente importante para melhorar a qualidade de vida dos doentes. Para cobrir grandes vasos e troncos nervosos da região cervical de possíveis secagens, infecções e hemorragias arteriais após cirurgias de excisão de fibras cervicais, pode ser utilizada a parte muscular do retalho, que serve de base.

Nem todos os oncocirurgiões são a favor da reconstrução e efectuam operações com retalhos de pele deslocados, retirados na proximidade dos bordos do defeito. Esta abordagem cria frequentemente muitos inconvenientes e requer incisões adicionais nas áreas abertas da cabeça e do pescoço, quebrando assim a simetria deste último com fragmentos de pele apertados e o aparecimento de cicatrizes pós-operatórias ásperas. Além disso, deve ser tido em conta o facto de que os tecidos adjacentes ao tumor e ao defeito formado após a sua remoção são frequentemente incluídos no campo de radiação em doentes que receberam a dose máxima permitida de radioterapia. Nestes tecidos, o fornecimento normal de sangue é frequentemente perturbado, os processos metabólicos e regenerativos-restauradores são reduzidos, o que impede a cicatrização completa do retalho. Consideramos que é mais adequado e damos preferência a retalhos localizados em áreas "intactas" que não tenham sido expostas a radiação.

A utilização de retalhos vascularizados num pedículo com um tipo de circulação sanguínea axial é o método mais simples para obter resultados funcionais e estéticos elevados. O sucesso da plastia de retalhos de defeitos pós-operatórios depende inteiramente do estado da sua circulação sanguínea. A principal caraterística dos retalhos vascularizados é considerada a peculiaridade do fornecimento de sangue aos tecidos do enxerto. Numerosos estudos clínicos provaram que, se forem respeitadas as proporções de comprimento e largura de 1:1 - 1:1,5, os retalhos podem ser deslocados sem o perigo de necrose, e um corte mais largo dos retalhos leva a uma hipoxia pronunciada das secções finais. Por conseguinte, a regra da conformidade do comprimento e da largura é um ponto importante na cirurgia reconstrutiva.

Atualmente, existem descrições na literatura de muitos retalhos diferentes que podem ser utilizados na cirurgia reconstrutiva. Esses retalhos são classificados de acordo com diferentes princípios, mas basicamente todo o arsenal de retalhos é dividido em dois grupos principais:

1. retalhos arterializados sobre um pedículo de alimentação.

2. Livre num pedículo vascular.

Dependendo das estruturas teciduais representadas, estes retalhos podem ser pele-gordura, pele-fascial, pele-músculo e pele-músculo-osso. A distinção entre eles está relacionada com o fornecimento de nutrição aos retalhos. O uso de retalhos livres é possível se houver tecnologia de precisão e pessoal treinado disponível.

Também as variedades de retalhos livres incluem o retalho do omento maior, fragmentos do intestino delgado e do ceco com o sector adjacente do mesentério, que são amplamente utilizados na reconstrução do defeito oncológico circular da faringe.

De acordo com a distância entre a zona dadora e a zona recetora, dividem-se em retalhos locais, regionais e distantes. De acordo com a estrutura e o tipo de tecido de que é composto o retalho, distinguem-se os retalhos cutâneos, cutâneo-fasciais, cutâneo-gordurosos, cutâneo-musculares, cutâneo-musculares-ósseos, musculares puros e ósseos.

A classificação mais comum dos retalhos baseia-se nos princípios da estrutura e na natureza do seu fornecimento de sangue. De acordo com o princípio segundo o qual os vasos penetram no retalho na sua base, estes dividem-se em retalhos com fornecimento de sangue do tipo axial (axial) e aleatório (caótico). Os retalhos axiais são irrigados com sangue principalmente pelas artérias e veias cutâneas ou safenas epónimas, que penetram na espessura do retalho ao longo de todo o seu comprimento. Este tipo de irrigação sanguínea contribui para a nutrição de uma área relativamente grande de tecidos, em que o cumprimento da técnica de colheita de retalhos com preservação dos vasos axiais, não obriga a ter em conta a relação entre o comprimento e a largura como fator limitante (Figura 25).

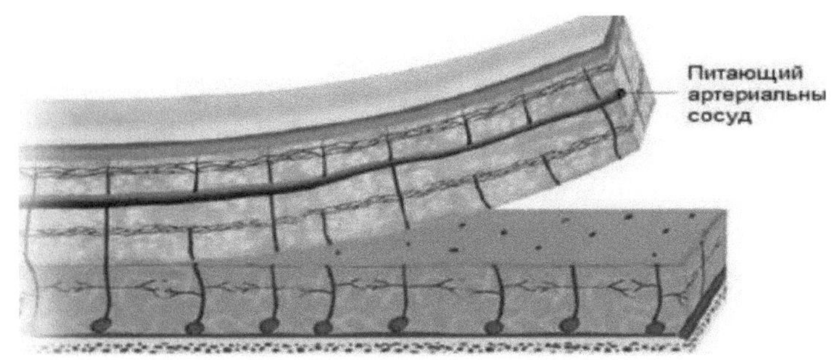

Figura 25. - Desenho esquemático da estrutura do retalho com fornecimento de sangue do tipo axial

A nutrição dos retalhos desordenados é baseada em um plexo de vasos subcutâneos que são supridos por vasos perfurantes que penetram no retalho em sua base. Para garantir a sobrevivência na região facial, estes retalhos devem ser cortados com uma relação comprimento/largura não superior a 3:1. No entanto, a sobrevivência do retalho depende não só do seu comprimento, mas também da pressão de perfusão e da resistência intravascular , que desempenham um papel importante (Fig. 26).

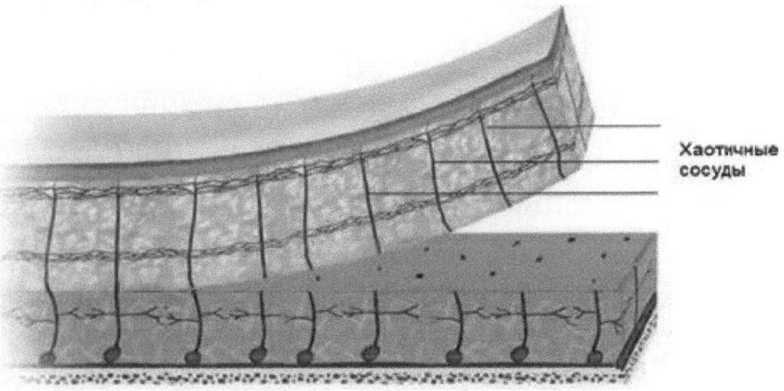

Figura 26. - Desenho esquemático da estrutura do retalho com tipo desordenado de fornecimento de sangue

O nosso estudo apresenta os resultados da utilização de retalhos autólogos sobre o pedículo de alimentação e de enxertos de pele livremente divididos. O termo "pedículo de alimentação" refere-se à base do enxerto, que tem vasos sanguíneos, através dos quais a extremidade distal funcionalmente significativa do retalho - a ilhota de pele - é trofada. Em alguns casos, o pedículo do retalho é formado apenas como uma base e é excisado depois de a parte distal funcional do retalho estar totalmente enxertada e de se desenvolver nela o fornecimento de sangue autónomo. No entanto, em todos os casos acima referidos, a carga principal é suportada pelo ilhéu de pele do retalho, que desempenha um papel protetor na reconstrução dos defeitos.

3.3 Seleção do método ótimo de plastia em função das características anatomo-topográficas dos retalhos, da localização e da categoria dos defeitos

O enxerto e a integração do retalho dependem de vários factores, em particular da estrutura anatomo-topográfica e da natureza do fornecimento de sangue, que permite que o retalho seja elevado até ao comprimento do vaso axial. Os retalhos dermatofaciais, que incluem apenas pele e tecido adiposo subcutâneo, são os mais finos, devido a este facto, os vasos, localizados superficialmente, fornecem o fornecimento de sangue a uma pequena área da pele. No entanto, devido à sua vulnerabilidade, estes retalhos são utilizados de forma limitada para substituir defeitos da cavidade oral e da mucosa da orofaringe.

Quando se realizam retalhos de pele e gordura, é preferível modelar o retalho, tendo em conta a localização específica dos vasos capilares superficiais que se encontram distribuídos de forma irregular no tecido subcutâneo, que frequentemente se rompem se o retalho for manuseado de forma descuidada. Consequentemente, os retalhos pele-gordura têm de ser levantados juntamente com a fáscia superficial subjacente, resultando em retalhos pele-fáscia. Em contraste com os retalhos cutâneos e adiposos, os retalhos fascias cutâneos caracterizam-se por um melhor fornecimento de sangue e enxerto. Neste caso, a fáscia superficial desempenha o papel de barreira na superfície posterior do retalho, facilita a preparação do retalho e assegura a preservação da rede vascular ao longo de todo o seu comprimento. Dependendo da fáscia incluída no componente do retalho, distinguem-se os retalhos fascias cutâneos superficiais e profundos.

Safavi A. et al. (2015) realizaram um estudo experimental para investigar a anatomia vascular de diferentes retalhos músculo-esqueléticos, dérmico-fasciais e mucosos em cadáveres humanos.

Utilizaram substância coloidal azul e vermelha em base de silicone-borracha para delinear a rede vascular, após o que os retalhos foram dissecados. Quando os resultados foram avaliados, verificaram que o acúmulo de coloide nos retalhos listados chegava a 90%, sendo que esse valor era drasticamente reduzido para 20% quando a fáscia era dissecada. Os autores concluíram que o conhecimento da anatomia cirúrgica da cabeça e pescoço é fundamental, e a preservação das camadas fasciais dos retalhos pode reduzir em até 70% a incidência de complicações específicas. Portanto, apenas retalhos cutâneo-fasciais ou os chamados "retalhos complexos" são preferíveis para a plastia de defeitos extensos da cabeça e pescoço.

A variedade e a frequência dos enxertos utilizados no nosso estudo estão resumidas na Tabela 18.

Tabela 18. - Variedade e frequência dos enxertos utilizados

№	Tipos de abas	Número de flaps	Total
Retalhos músculo-esqueléticos compreendendo:			
1	Grande músculo peitoral (LMP).	37	65 (49,2%)
2	Esternoclavicular-papilar (SCP).	12	
3	Hioide esternal (SG).	12	

4	Platisma (PL)	3	
5	Trapezoidal (TP)	1	
Retalhos percutâneos de gordura fascial e cutânea			
1	Nasolabial (NG)	32	
2	Cervical (NF)	7	**56** **(42,4%)**
3	Frontal	5	
4	Submental	4	
5	Temporal	3	
6	Deltopectoral	2	
7	Fascial cutâneo da região atrás da orelha	2	
8	Temennoi	1	
Outras abas			
1	Retalho livre de pele dividida	8	**11**
2	Retalho da mucosa da bochecha	3	**(8,2%)**
	Total		**132** **(100%)**

Os dados apresentados no quadro 18 reflectem a necessidade de reconstrução e reabilitação.

cirurgias utilizando um ou outro tipo de material plástico no tratamento do cancro da cabeça e pescoço. No nosso estudo foram utilizados 132 retalhos diferentes para reconstruir defeitos da cabeça e pescoço após cirurgia oncológica em 108 doentes. Destes, os enxertos cutâneo-musculares foram utilizados em 65 (49,2%) casos, e os retalhos cutâneo-gorduroso e cutâneo-fascial foram utilizados em 56 (42,4%). Os dados relativos à utilização de 8 auto-enxertos livres de pele dividida e 3 retalhos de mucosa da bochecha, que representaram 8,2%, foram também incluídos num grupo separado. A plastia combinada foi efectuada em 20 doentes, respetivamente, o número de retalhos utilizados não coincide com o número de doentes operados.

Assim, os retalhos mais utilizados no nosso estudo foram os

retalhos musculocutâneos. Este facto não é coincidência, uma vez que os defeitos complexos necessitam de ser substituídos por enxertos musculares maciços, o que caracteriza os retalhos musculocutâneos. Destes, os retalhos com inclusão do músculo grande peitoral (GPM) representaram 56,9%, e do total de material plástico utilizado nas cirurgias reconstrutivas - 27,8%, o que enfatiza a universalidade deste tipo de retalho na oncocirurgia reconstrutiva da cabeça e pescoço, principalmente no câncer de orofaringe.

O segundo e terceiro retalhos músculo-esqueléticos mais utilizados na reconstrução de defeitos foram os enxertos cutâneo-musculares com inclusão dos músculos esternoclavicular-papilar e esterno-hióideo, em 9,9% e 9,1% dos casos, respetivamente. A sua utilização frequente foi favorecida por características como a relativa simplicidade da técnica de corte do retalho e a proximidade da zona do defeito. Outros tipos de retalhos músculo-esqueléticos: retalho do músculo safeno do pescoço, retalho do trapézio foram utilizados com menor frequência. Entre os retalhos cutâneo-fasciais e cutâneo-gordurosos mais frequentemente utilizados no nosso trabalho podemos enumerar o retalho nasolabial - 32 (retalhos). Tendo em conta a localização, este retalho foi utilizado para a reconstrução de defeitos cutâneos da face, lábio inferior e cavidade oral. Quase com a mesma frequência, a plastia foi efectuada com os retalhos dermofascial cervical, frontal e submental (7; 5; e 4 casos). Os retalhos dermofasciais temporais, deltopeitorais e retroauriculares foram utilizados com a menor frequência (3; 2 e 2 casos, respetivamente) e, num doente, o defeito cutâneo do couro cabeludo foi restaurado com um retalho parietal.

A fim de estudar e avaliar comparativamente os resultados da plastia, dividimos todos os defeitos formados em doentes após a excisão do tumor em 3 grandes grupos, que são apresentados na Tabela 19.

Tabela 19. - Distribuição dos doentes por localização do defeito

Localização do defeito	Grupo principal	Grupo de controlo	Total
Cavidade oral, cáries nariz	66 (61,1%)	45 (73,8%)	111 (65,6%)
	$P =$	0.096	
Rosto	32 (29,6%)	11 (18,0%)	43 (38,5%)
	$P =$	0.097	
Abóbada craniana e pescoço	10 (9,3%)	5 (8,2%)	15 (8,9%)
	$P =$	0.962	
Total	108 (100%)	61 (100%)	169 (100%)

[2]Nota: p - significância estatística da diferença entre os indicadores dos grupos principal e de controlo (pelo critério da % de Pearson).

Como se pode ver na Tabela 20, a maior parte dos defeitos, tanto no grupo principal como no grupo de controlo, foi formada pelos órgãos da cavidade oral e do nariz - 61,1% e 73,8%, respetivamente. Isto explica-se pelo facto de, na região da cabeça e do pescoço, o cancro da cavidade oral ocupar o primeiro lugar na estrutura da morbilidade. Um pouco menos frequentemente, os defeitos localizam-se na região facial, sendo a sua frequência de 29,6% no grupo principal e de 18,0% no grupo de controlo. No menor número de doentes observados, os defeitos encontram-se na pele da abóbada craniana e na área do pescoço - 9,3% no grupo principal e 8,2% no grupo de controlo de casos. Desenvolvemos um algoritmo para a reconstrução de defeitos da cabeça e do pescoço, dependendo das características anatomo-topogáficas dos retalhos, da localização e da categoria de complexidade do defeito (Fig. 27).

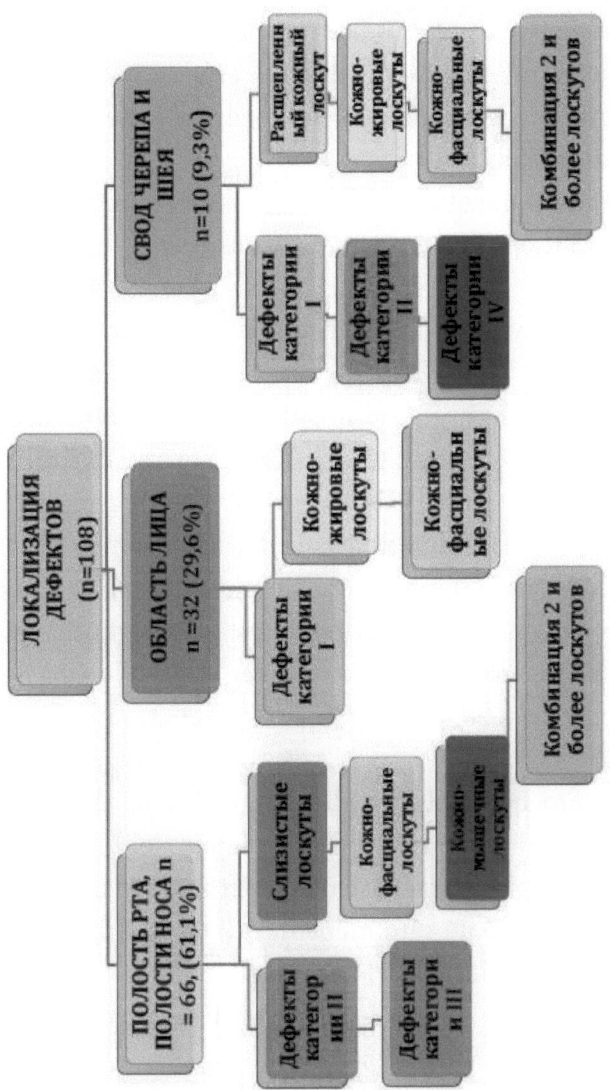

Figura 27. - Algoritmo de reconstrução de defeitos pós-operatórios

3.4Características comparativas dos retalhos pediculados utilizados na plastia de defeitos da cabeça e do pescoço
3.4.1 Retalhos percutâneos de gordura e de fáscia cutânea sobre um pedículo

a) O retalho nasolabial é um verdadeiro retalho de pele e gordura, muito utilizado para a reconstrução, numa só fase, de defeitos faciais (pele do nariz e lábios) e de defeitos ântero-laterais da cavidade oral, incluindo aqueles com ressecção marginal da mandíbula, pavimento da boca, palato duro, formados após cirurgia de neoplasias, bem como após vários tipos de traumas e defeitos faciais. Este retalho foi utilizado pela primeira vez em 1971 por H.A. Zarem para a plastia de defeitos das partes anteriores da cavidade oral. A técnica de formação do retalho é bastante simples. O retalho é cortado na projeção da superfície anterior da área da bochecha. A largura do retalho pode variar consoante o estado de turgor, a elasticidade da pele facial e a gravidade das pregas cutâneas, em média de 2 a 3 cm, e nos idosos atinge até 5 cm. O comprimento do retalho pode atingir 6 cm. Para evitar uma interrupção do fornecimento de sangue, o retalho deve ser cortado mais espesso na base do que em todo o comprimento. O retalho propriamente dito, dependendo da sua base, apresenta-se em duas modificações: 1) um retalho com a base no canto da boca (Figura 28a). 2) um retalho com base na rampa nasal e na pálpebra inferior (Figura 286).

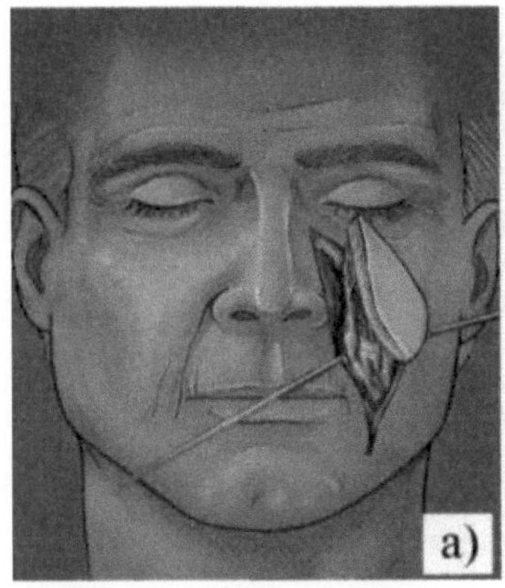
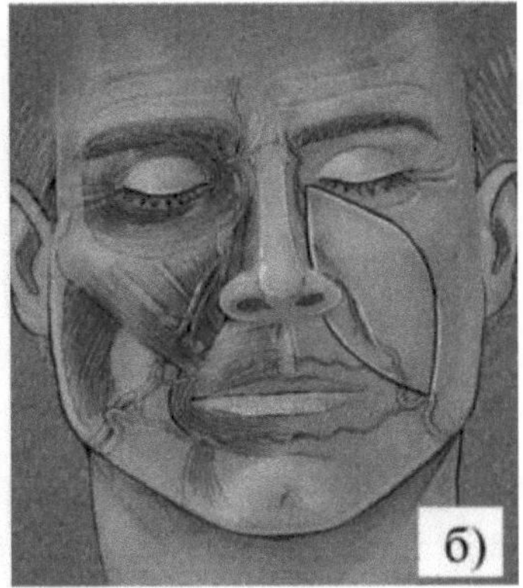

Figura 28. a, b. Marcação esquemática do retalho nasolabial em relação aos vasos de alimentação

Estas modificações são de grande importância clínica e são tidas em conta aquando da reconstrução de defeitos. A rede vascular subcutânea do retalho é fornecida por ramos da artéria facial. O retalho nasolabial com a base na pálpebra inferior e na rampa nasal é alimentado pela artéria oftálmica (*a. ophtalmica*), que é um ramo do sistema da artéria carótida interna. O enxerto nasolabial, com a base no canto da boca, é irrigado pela artéria facial comum (*a. fascialis communis), que é um ramo* da artéria carótida externa. As artérias perfurantes concentram-se principalmente nos dois terços inferiores do sulco nasolabial e, durante a mobilização do retalho, é necessário ter em conta a sua inclusão no pedículo do retalho para obter uma base vascular fiável. Para substituir defeitos da área anterior da cavidade oral que se estendem para além da linha média, podem ser cortados dois retalhos nasolabiais de ambos os lados ao mesmo tempo. Neste caso, a haste é cortada da base do retalho após 3 semanas com o fecho da orostomia.

As vantagens do retalho nasolabial, independentemente da localização do pedículo de alimentação, incluem uma relativa simplicidade da técnica de colheita, um resultado cosmético aceitável e uma boa viabilidade devido a um rico fornecimento de sangue, uma vez que é o local de anastomose dos ramos terminais das artérias carótidas externa e interna. A grande mobilidade e o comprimento suficiente do retalho permitem formar uma duplicata para a plastia de defeitos penetrantes do dorso e da asa do nariz.

As principais desvantagens da plastia com retalho nasolabial incluem a necessidade de formação de orostomias tardias e a presença de uma cicatriz pós-operatória pouco expressiva na face, o que prolonga o período de recuperação dos pacientes. A utilização do retalho nasolabial em doentes que tenham sido submetidos a linfodissecção radical no mesmo lado do pescoço é também desaconselhada, uma vez que reduz o fornecimento de sangue no sistema arterial facial.

O retalho nasolabial foi utilizado em 30% dos casos (32 retalhos) de plastias típicas e combinadas de defeitos cutâneos faciais, nasais, labiais e da cavidade oral. Destes, a queiloplastia após excisão do cancro do lábio inferior foi realizada em 14 (46,6%) casos. Ao mesmo tempo, em 2 doentes, após a remoção completa do lábio inferior, o defeito foi reparado plasticamente com dois retalhos nasolabiais. Em 9 (30,0%) casos, existia um cancro da cavidade oral e, em 2 doentes com cancro do processo alveolar mandibular disseminado localmente e em 2 doentes com cancro da mucosa da bochecha e do lábio inferior, foi aplicado o retalho nasolabial juntamente com o retalho musculoesquelético BGM, o retalho hioide e o retalho da mucosa da bochecha. Em 4 (13,3%) casos, os doentes foram operados por cancro da pele do escuto e da asa do nariz. Dois doentes (6,6%) tinham cancro de pele localmente disseminado na área zigomática e um doente (3,3%) tinha cancro de pele na área da bochecha esquerda.

6) Retalho cutâneo-fascial cervical - esta designação significa qualquer retalho cutâneo-fascial sobre a projeção do músculo esternoclavicular-papilar com ou sem inclusão da sua fáscia (a), retalhos formados a partir da pele da região submandibular com a base virada para o processo mastoide (b) e um retalho da superfície posterior do pescoço (c).

Todas estas modificações do retalho cervical são irrigadas com sangue pelos ramos perfurantes músculo-esqueléticos dos músculos cervicais subjacentes, que se entrelaçam e anastomosam abundantemente para formar uma rede vascular cervical; por conseguinte, ao preparar o retalho, deve prestar-se atenção a uma excisão ampla da base do retalho, que garanta uma perfusão adequada pelo maior número possível de vasos perfurantes. O retalho cervical pode ser utilizado para fechar defeitos extensos da cavidade oral e da pele da região submandibular, da bochecha e da região parótida-cervical. O retalho deve ser cortado nas zonas de pré-irradiação. Deve prestar-se especial atenção à hemostase, uma vez que existe um risco elevado de formação de hematomas subcutâneos que conduzem à necrose do retalho. Se o rácio entre o comprimento e a largura for de 2:1, o retalho está bem enxertado. Um aumento adicional do comprimento em relação à largura do retalho pode aumentar a mobilidade do retalho, mas o fornecimento de sangue é perturbado, especialmente dos seus fragmentos finais, o que leva à necrose. Em doentes com microcirculação insuficiente, fumadores, com diabetes mellitus concomitante e que receberam um curso pré-operatório de radioterapia, existe um risco elevado de necrose do retalho. Nestes casos, o retalho cervical deve ser cortado juntamente com o fragmento subjacente do músculo subcutâneo do pescoço, o que confere força e volume adicionais, que podem ser utilizados para 136
substituir defeitos mais profundos na zona da cabeça e do

pescoço.

As vantagens do retalho incluem a ausência da necessidade de incisões adicionais com um aumento mínimo do tempo operatório. As desvantagens incluem a relativa magreza, mobilidade e vulnerabilidade a complicações necróticas.

Utilizámos retalhos cervicais em 7 (%) pacientes. Destes, houve 2 casos de plastia de defeitos típicos: em 1 paciente para cancro recorrente do pavilhão auricular e em 1 paciente para cancro da mucosa localmente avançado do crescimento alveolar mandibular. O retalho cervical foi também utilizado em cinco casos de plastia de defeitos combinados com: um retalho musculocutâneo do músculo peitoral maior - 2 casos, um retalho do trapézio - 1 caso, um retalho do músculo safeno do pescoço - 1 caso, e um retalho cutâneo livre - 1 caso.

в) O retalho musculofascial frontal é um retalho bastante estudado e há muito tempo é amplamente utilizado para substituir defeitos cutâneos da face e do nariz. As primeiras tentativas de reconstrução de defeitos nasais utilizando o retalho frontal foram efectuadas na Índia antiga, onde a amputação do nariz era um dos métodos de punição. O método é conhecido como "indiano" e é amplamente utilizado por oncologistas e cirurgiões plásticos até aos dias de hoje.

O retalho frontal é constituído por pele e tecido subcutâneo, cortados juntamente com a fáscia frontal. Este retalho tem uma circulação sanguínea bastante rica e é um material plástico suficientemente bom para substituir vários defeitos não e através (totais) da pele do nariz e da região perinasal. O retalho é irrigado com sangue pelos ramos frontais da artéria temporal superficial (*a. temporalis superior*) e da artéria angular (*a. angularis*) do sistema arterial facial, que se anastomosam entre si para formar uma rica rede vascular superficial (a) e profunda (b) (Fig. 29).

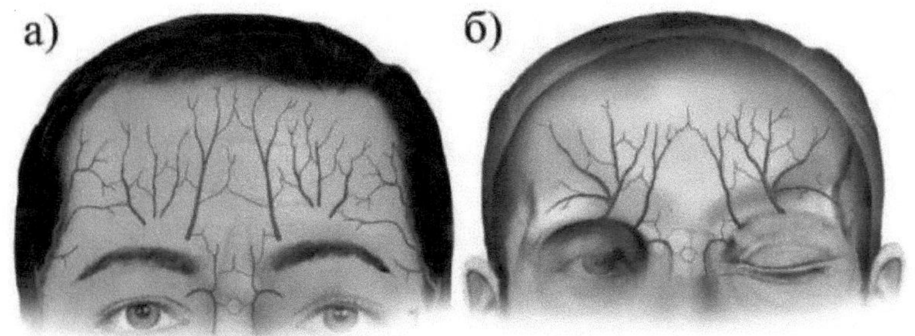

Figura 29. Rede vascular superficial (a) e profunda (b) da região frontal

Dependendo da localização do pedículo de alimentação, o retalho tem várias modificações: medial, paramedial reto, paramedial oblíquo, medial e retalho em asa de gaivota (Figura 30).

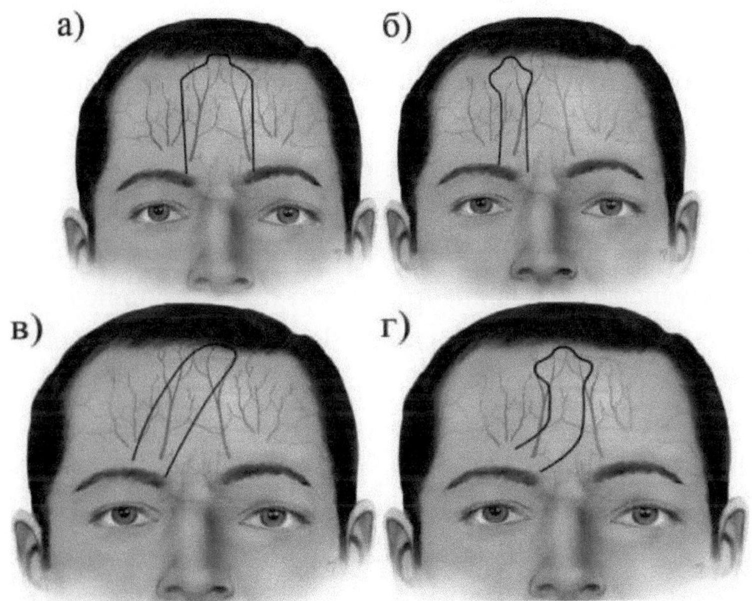

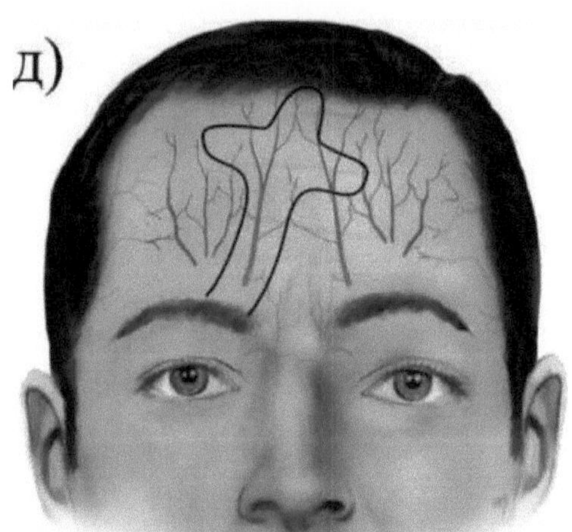

Figura 30. Modificações do retalho frontal: a) medial (retalho indiano); b) vertical paramedial; c) oblíquo paramedial; d) linha média; e) retalho tipo asa de gaivota

Todas estas modificações são suficientemente móveis e viáveis e podem ser aplicadas para substituir defeitos do terço médio da face, consoante a sua localização. Outra modificação do retalho frontal é um corte no feixe arteriovenoso, que pode ser utilizado para fechar livremente defeitos cutâneos subtotais das pálpebras, bochecha e atrás da orelha. A alta capacidade de sobrevivência dos retalhos frontais e a relativa simplicidade da técnica são expressas na literatura de língua inglesa pelo termo "lifeboat" e são recomendadas quando as possibilidades dos métodos de reconstrução anteriores foram esgotadas.

As desvantagens da técnica incluem a cicatrização pós-operatória da zona dadora, causando um défice cosmético, bem como a natureza em duas fases do método, uma vez que é necessário dissecar o pedículo do retalho após 2-3 semanas da fase principal da cirurgia plástica.

Em nosso trabalho, o retalho frontal foi utilizado em 5 (3,8%) pacientes. Destes, em dois casos, após excisão de cancro maxilar localmente avançado, o retalho serviu como material plástico na substituição do defeito cutâneo da região maxilar. Os defeitos cutâneos do ramo nasal, da bochecha e da região parotídea foram substituídos num caso cada.

г) O retalho submental de ilhotas é um retalho relativamente novo utilizado na reconstrução de defeitos da cabeça e do pescoço (Martin et al., 1993) e numerosos artigos demonstraram a versatilidade do retalho na reconstrução de defeitos da face, do pescoço e da orofaringe.

Este retalho é constituído por uma secção de pele e gordura subcutânea da região submental e do platisma, que tem como base a artéria submental *(a. submentalis)*, que é um dos ramos terminais da artéria facial (Figura 31).

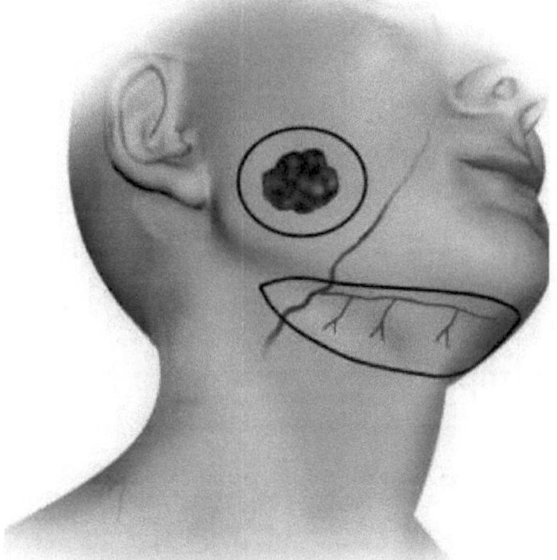

Figura 31. Pontos de referência e esquema do fornecimento de sangue ao retalho submental por ramos da artéria do mento

[2]As vantagens deste retalho incluem: a) mobilidade óptima e um arco de rotação significativo, permitindo que o retalho seja deslocado a uma distância suficientemente grande; b) elevada viabilidade; c) natureza minimamente traumática do processo de elevação do retalho; d) tamanho suficiente (até 84 cm) e volume de material plástico; e) bons resultados funcionais e

cosméticos devido à semelhança da cor e textura da pele e f) tempo relativamente curto necessário para a excisão do retalho. No entanto, a utilização deste retalho tem algumas desvantagens, nomeadamente a coincidência da zona de perfusão do retalho com a zona de metástases regionais e as dificuldades de escoamento venoso. Além disso, ao mobilizar o retalho, é importante ter em conta a projeção do ramo mandibular do nervo facial, que passa perto do local de ramificação do mento a partir da artéria facial. Por vezes, a macieza do retalho exige um certo afinamento da espessura do retalho, o que se consegue cortando o retalho fascial cutâneo sem incluir o músculo subcutâneo do pescoço *(m. platysma)*.

No nosso estudo, o retalho submental foi utilizado em 4 (3,0%) pacientes. Destes, em três casos, em plastia típica de defeitos por cancro do bordo vermelho do lábio, da mucosa da bochecha e do pavimento da cavidade oral. Em um paciente com câncer localmente avançado da mucosa da bochecha, foi realizada plastia combinada com o uso dos retalhos musculocutâneos submentoniano e trapezoidal.

д) O retalho deltopeitoral foi utilizado pela primeira vez por Aymard em 1917 na reconstrução de defeitos nasais, mas ganhou popularidade após a sua utilização por Bakamjian em 1965 e descrição detalhada na reconstrução de defeitos da faringe e do esófago. O retalho é um retalho de pele e gordura proveniente da projeção da superfície ântero-superior da parede torácica e do músculo deltoide. Este retalho é utilizado há muito tempo na cirurgia reconstrutiva da região da cabeça e pescoço e maxilofacial e, juntamente com o retalho fasciocervico-peitoral, é um dos dois retalhos frequentemente utilizados com origem na região deltopeitoral.

Atualmente, o retalho é muito raramente utilizado na reconstrução de defeitos da cabeça e do pescoço, particularmente nos casos em que não estão disponíveis métodos alternativos de reconstrução.

O retalho pertence aos retalhos com irrigação sanguínea de tipo axial e baseia-se nos ramos perfurantes da artéria torácica interna que, saindo do músculo grande peitoral, penetram na fáscia torácica na junção esternoclavicular e costal e, juntamente com as veias homónimas que o acompanham, penetram na espessura da gordura subcutânea, paralelamente à clavícula, a uma distância de 10-12 cm, quase até ao meio do comprimento do retalho, dispersando-se depois, 142

formam uma rede de pequenos capilares. As partes distais do retalho têm um fornecimento sanguíneo caótico. A base do retalho está virada para o esterno, lateralmente a 2 cm do bordo do esterno, onde se forma o pedículo do retalho. A parte superior do retalho é cortada acima do músculo deltoide, sob a forma de um arco que liga duas incisões horizontais. Desta forma, é possível obter uma área de pele ricamente vascularizada com 25-30 cm de comprimento e 6-8 cm de largura, que pode ser utilizada na plastia combinada de defeitos da zona facial inferior - lábio inferior, bochechas, face lateral inferior e pescoço (Fig. 32).

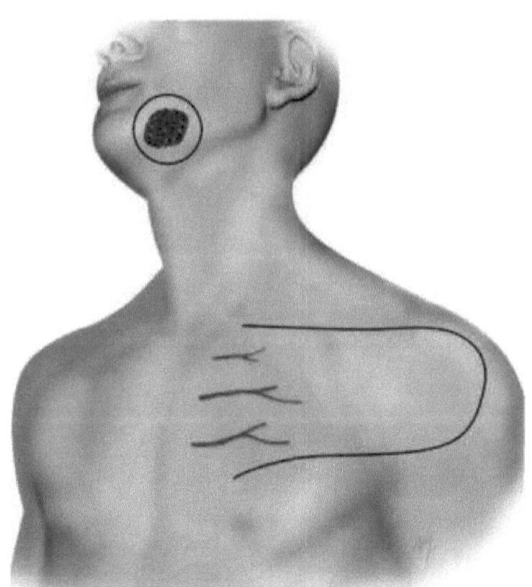

Figura 32. Padrão de circulação e pontos de referência do retalho deltopeitoral

No nosso estudo, o retalho deltopeitoral foi utilizado em 2 (%) casos para

de cancro da mucosa oral localmente avançado. Num deles, foi criado um revestimento externo do defeito da cavidade oral após a cirurgia de um cancro localmente avançado da mucosa da bochecha. Noutro doente, após a excisão de um tumor da mucosa gengival do processo alveolar mandibular, foi efectuada uma plastia do defeito numa única fase com um retalho deltopeitoral e musculocutâneo no LGM.

e) Retalhos do couro cabeludo. O couro cabeludo é uma área onde é possível cortar retalhos "deslocados" de pele-fascial e pele-gordura para reconstrução de defeitos não-circunferenciais da cabeça. Devido ao abundante suprimento sanguíneo dos tecidos moles desta área, que é fornecido por cinco artérias emparelhadas - temporal superficial, occipital e postauricular (do sistema da artéria temporal externa), supraorbital e supraclavicular - do sistema da artéria carótida interna, que se anastomosam centrifugamente, é possível cortar retalhos praticamente em qualquer direção sem perturbar a autonomia do seu suprimento sanguíneo (Fig. 33).

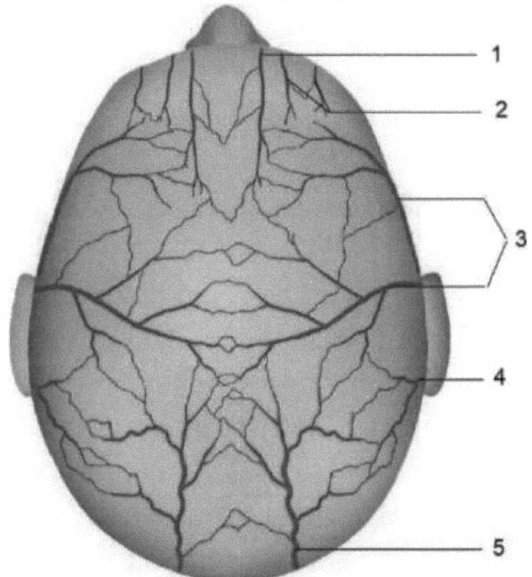

Figura 33. Rede vascular do couro cabeludo: 1) a. supratrochlearis superficialis; 2) a. supraorbitalis superficialis; 3) a. temporalis superior; 4) a. auricularis posterior; 5) a. occipitalis 144

No nosso trabalho, os retalhos de couro cabeludo foram utilizados em 6 casos com diferentes modificações: o retalho temporal foi utilizado em 3 casos, dos quais 2 doentes foram submetidos a plastia de defeitos de categoria I para cancro de pele temporal e parietal e 1 doente - para cancro da região zigomática direita. Também em 3 casos, foi utilizado um retalho de pele e gordura deslocado da região occipital (2 casos) e da região parietal (1 caso) para fechar defeitos de categoria I em cancro de pele do ouvido externo localmente disseminado.

3.4.2 RETALHOS MÚSCULO-ESQUELÉTICOS

O advento dos retalhos dérmico-musculares vascularizados e dos retalhos microcirúrgicos livres reduziu a popularidade dos retalhos dérmico-gordos e dermofasciais regionais e alargou significativamente as indicações para operações com uma fase cirúrgica reconstrutiva. Para a reconstrução de defeitos de cancro da cabeça e do pescoço localmente disseminado, não nos limitámos à utilização exclusiva de retalhos cutâneo-fatais e cutâneo-fasciais. Isto deve-se ao facto de a massa dos retalhos mencionados não ser, na maioria dos casos, suficiente para preencher defeitos deformantes profundos dos tecidos faciais, na plastia de defeitos da cavidade oral - para resistir à atividade enzimática da saliva, não têm uma circulação sanguínea autónoma estabilizada.

Os retalhos cutâneos e musculares sobre um pedículo vascular são de grande importância nas cirurgias reconstrutivas e restauradoras do cancro da cabeça e do pescoço localmente avançado. O mais importante é a plataforma de pele epitelial formada, que é levada para o defeito da pele ou da mucosa numa base ou pedículo vascular, cujo papel é desempenhado por uma fita de pele, um feixe arteriovenoso ou um cordão de músculo estriado transversal.

O fornecimento de sangue à pele e à camada de gordura do retalho é assegurado pelas artérias perfurantes provenientes do tronco principal dos músculos subjacentes e pelas artérias cutâneas superficiais provenientes diretamente do tronco principal, que contornam os músculos e se distribuem no tecido subjacente. A parte ativa do retalho pode ser formada ao longo de todo o comprimento do músculo ou sob a forma de uma ilha localizada na parte distal do músculo. Aquando da elevação do retalho, recomenda-se a sutura temporária das extremidades distais da pele e do músculo entre si, para evitar danos nos vasos perfurantes e preservar a unidade natural do bloco pele-músculo.

O nosso estudo incluiu pacientes submetidos a plastia de

defeitos pós-operatórios da região da cabeça e pescoço com os seguintes enxertos de pele e músculo:

1. Grande retalho do músculo peitoral maior. Foi descrito pela primeira vez por Ariyan em 1978 e, devido à sua versatilidade, permaneceu o "cavalo de batalha" da reconstrução de defeitos da cabeça e pescoço durante várias décadas antes da introdução generalizada do retalho livre do antebraço na cirurgia oncológica reconstrutiva [135, 137]. O retalho tem um suprimento sanguíneo axial pronunciado, que é realizado pela artéria peitoral braquial, que se origina da artéria axilar (1-3 ramos), penetrando na fáscia interna do músculo peitoral maior, dirigindo-se obliquamente para o esterno. A área de pele acima do músculo é suprida de sangue pelas artérias perfurantes que atravessam verticalmente o músculo e requerem cuidados especiais durante a colheita do retalho (Figura 34).

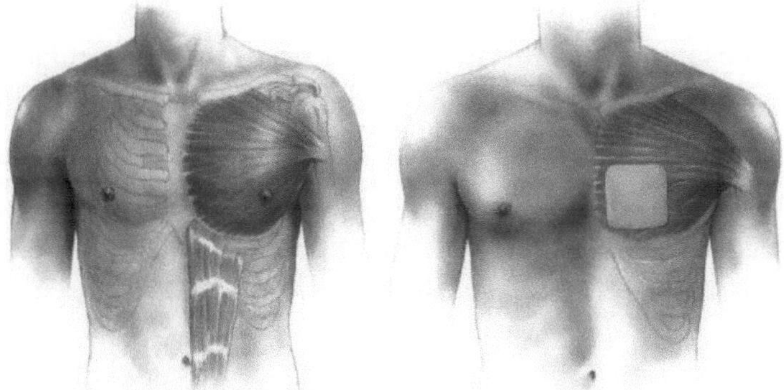

Figura 34. Músculo peitoral grande - dimensões aproximadas do retalho

De acordo com a estrutura do pedículo de alimentação, o retalho do músculo peitoral maior é representado por várias modificações (Figura 35).

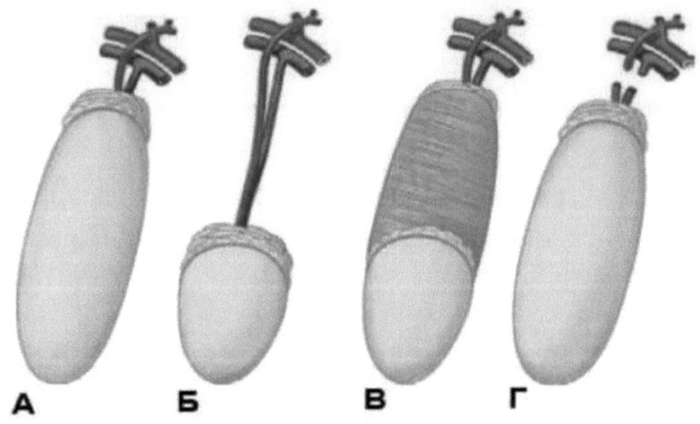

*Figura 35. Variantes do retalho musculocutâneo sobre o
músculo peitoral maior*

A modificação (Figura 35 A) é usada para plastia de defeitos
extensos da cabeça e pescoço, laringe e faringostoma [116,
136]. É um retalho com um pedículo de camada completa em
que o tamanho da almofada de pele-gordura corresponde ao
tamanho do músculo subjacente. A secção final fecha o defeito
da mucosa facial, a base pode cobrir o feixe vascular e os
defeitos dos tecidos do pescoço ao longo do curso da base.
Outra modificação é o retalho de ilhéu verdadeiro, que é
formado de acordo com o tamanho do defeito na extremidade
distal do músculo peitoral e é trazido para o defeito no pedículo
vascular (Figura 35-B). Ao mobilizar este tipo de retalho, os
vasos esterno-acromiais devem ser cuidadosamente isolados até
à sua penetração no músculo. A terceira modificação, mais
utilizada, baseia-se num pedículo muscular maior do que a ilha
de gordura dérmica (Figura 35-B). Nessa modificação, o reparo
é realizado às custas do fragmento final do retalho, e a base
muscular é levada ao defeito através de um túnel subcutâneo,
no qual é impercetível, mas pode servir para cobrir os
principais vasos do pescoço. Finalmente, uma quarta
modificação do retalho é cortada em proporção ao defeito, com

o corte dos vasos de alimentação para anastomose microcirúrgica com os vasos receptores do pescoço (Figura 35-G).

As vantagens deste retalho incluem as seguintes características: O retalho está afastado das áreas de radiação durante o tratamento do cancro da cabeça e do pescoço. A técnica de colheita do retalho não é muito difícil, e duas equipas de cirurgiões podem participar simultaneamente para reduzir o tempo operatório. A macieza dos tecidos moles do retalho permite a sua aplicação como um enxerto ideal na reconstrução de defeitos extensos e combinados da cavidade oral e da orofaringe, para preencher o défice de tecido das áreas designadas. O retalho adapta-se bem ao defeito e é ideal para a reconstrução de defeitos da cabeça e do pescoço numa só fase. A circulação sanguínea abundante do retalho permite formar uma única ilhota de pele e gordura cobrindo quase toda a superfície do músculo grande peitoral ou duas ilhotas de pele numa haste, que podem ser utilizadas para formar um revestimento interno e externo para fechar defeitos da cavidade oral. O arco de rotação e a mobilidade do retalho são suficientes para fechar a maioria dos defeitos orofaríngeos e laterais do pescoço. O defeito do dador cicatriza normalmente por tensão primária e a cicatriz pós-operatória permanece na parede torácica anterior, que é normalmente coberta por vestuário.

As desvantagens do retalho incluem a sua excessiva macieza na reconstrução de defeitos superficiais da face e da cavidade oral, especialmente em mulheres com glândulas mamárias grandes, pelo que deve ser utilizado como retalho muscular puro em combinação com um enxerto de pele dividida. Na reconstrução de defeitos da cavidade oral e da orofaringe, tende a ser rejeitado devido à força de atração, que leva à divergência da linha de sutura nas partes superiores da ferida. A mobilidade do retalho é limitada aquando da reconstrução dos defeitos das partes superiores da face e do maxilar superior. A simetria do tronco no local doador é perturbada e causa desconforto estético, especialmente nas mulheres. A função do ombro fica comprometida devido à rutura da integridade do músculo peitoral maior. A pele distal ao retalho é um pouco instável na maioria dos casos. Um retalho músculo-esquelético com a inclusão de um fragmento da costela IV-V pode ser utilizado na reconstrução de defeitos mandibulares, mas não é recomendado devido à força insuficiente da costela e ao seu fraco fornecimento de sangue.

No estudo, 37 (34,2%) pacientes com câncer de cabeça e pescoço utilizaram retalhos cutâneo-musculares sobre o músculo peitoral maior para reconstrução de defeitos. Desses, 33 (89,2%) pacientes utilizaram o retalho para substituir defeitos da mucosa da cavidade oral e da língua, dos quais 3 (8,1%) casos foram combinados com retalhos dermofasciais (retalho dermofascial nasolabial e cervical). Além disso, em 1 caso, o retalho foi aplicado com o segmento da V costela em combinação com um retalho dermofascial subclávio e um retalho dermofascial nasolabial. Nos restantes 4 (10,2%) pacientes, este retalho foi utilizado para defeitos faciais - 3 casos e defeitos labiais - 1 caso.

2. Retalho esternoclavicular-papilar (RPEP) - desde a primeira descrição do retalho por N. Owens em 1955, este retalho é considerado o material plástico mais raramente utilizado. O retalho musculocutâneo esternoclavicular-papilar é formado na projeção do músculo com o mesmo nome e inclui a pele com tecido adiposo subcutâneo e todo o músculo ou apenas uma das suas pernas. Consoante o tamanho do defeito, a pele do retalho pode ser mobilizada ao longo de todo o comprimento do músculo ou sob a forma de uma ilhota.

O músculo propriamente dito tem um suprimento sanguíneo segmentar de várias fontes: o terço superior da artéria occipital, o terço médio da artéria tiroideia superior e da artéria carótida externa, e o terço inferior é variável e recebe sangue do tronco tiroideu, das artérias supraescapular e cervical transversa.

São conhecidas duas modificações do retalho: a primeira com a base voltada para cima, ideal para plastia de defeitos da região parotídea da face inferior após parotidectomia, e das partes anteriores da cavidade oral. A segunda modificação é com a base virada para baixo, que pode ser usada para fechar defeitos de abertura da faringe e do esófago cervical (Figura 36).

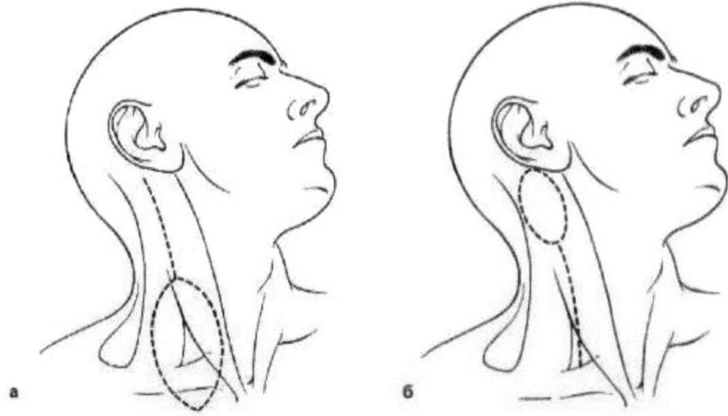

Figura 36. Esquema de corte de uma modificação de um retalho musculocutâneo esternoclavicular-papilar complexo: a) base virada para cima, b) base virada para baixo

As desvantagens do retalho incluem uma elevada incidência de complicações sob a forma de necrose total ou parcial do local do retalho cutâneo e a sua utilização em doentes submetidos a cirurgia fascial-futural bilateral
excisão das fibras do pescoço, muitas vezes inadequada.

Reconstruímos defeitos pós-operatórios com este retalho em 12 doentes. Destes, defeitos do 1º grupo após excisão de tumor cutâneo recorrente da região temporal e atrás da orelha - 2 doentes, defeitos do 2º grupo - em 10 doentes com cancro dos órgãos da cavidade oral (defeitos do 3º grupo): localizados no maxilar inferior - 4, na língua - 3, na mucosa da bochecha e no pavimento da boca - 1 doente cada. É de salientar que, num doente, o retalho esternoclavicular-papilar foi utilizado em combinação com o retalho esterno-hióideo. Retalho esterno-hióideo **(RHE) -** Outro retalho músculo-esquelético cortado na superfície anterior do pescoço é um retalho nos músculos longos anteriores do pescoço - o retalho esterno-hióideo (RHE). Este retalho foi utilizado pela primeira vez por Wang et al. (1986) para substituir defeitos da cavidade oral. A área de trabalho do retalho é formada por uma ilhota de pele e gordura recortada na proporção do defeito acima da incisura jugular do esterno, que está ligada ao músculo esterno-hióideo, que é a base. O músculo é cortado do esterno e mobilizado até ao local da sua fixação ao osso hioide e levantado num único bloco com a pele, obtendo-se assim um enxerto móvel, que pode ser facilmente levado para os defeitos da cavidade oral e das paredes laterais da orofaringe (Fig. 37).

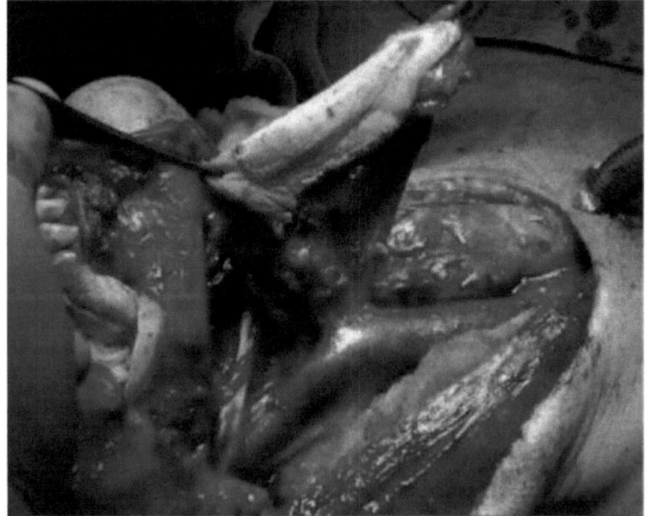

Figura 37. Retalho dermo-esquelético sobre os músculos

O fornecimento de sangue ao músculo é assegurado pelas artérias tiróideas superior e inferior, mas durante a dissecção do retalho, os ramos da artéria tiróidea inferior são excisados e o papel dominante no fornecimento de fluxo sanguíneo 152 do retalho é conduzido para os ramos hióides da artéria tiroideia superior. Para uma irrigação sanguínea fiável do retalho, é possível cortar uma almofada de pele e gordura em ambos os músculos de uma só vez, caso em que as redes capilares se entrelaçam abundantemente e se anastomosam umas com as outras. O fragmento de retalho de pele e gordura é formado com um diâmetro de cerca de 5 cm. O músculo em si é muito fino e flexível, e este retalho é conveniente para a plastia de pequenos defeitos das partes anteriores da cavidade oral e após meias ressecções da língua.

Apresentamos os resultados da reconstrução de defeitos dos grupos 2 e 3 em 12 pacientes. Destes, havia 6 casos de cancro da mucosa do processo alveolar mandibular, 3 casos de cancro da mucosa da bochecha, 2 casos de cancro da mucosa do pavimento da cavidade oral e 1 caso de cancro da língua.

3. Retalho muscular percutâneo baseado no músculo safeno (platisma) (PL). Os princípios da primeira utilização de um retalho dermo-muscular baseado no músculo subcutâneo do pescoço foram descritos pela primeira vez pelo cirurgião austríaco Robert Gersuny (1887). Ele usou esse enxerto para reconstruir um defeito na bochecha. Mais tarde, Futrell et al. (1978) fizeram uma descrição e caraterização completas do retalho de ilhotas baseado no músculo safeno do pescoço utilizado para plastia de defeitos da cavidade oral.

O platisma é um músculo emparelhado, situado diretamente sob a pele, que se origina na clavícula, passa para cima ao longo da superfície anterior e lateral do pescoço, termina ligeiramente acima do bordo do maxilar inferior e entrelaça-se com as fibras dos músculos mímicos. A sua irrigação sanguínea é assegurada por ramos da artéria facial, da artéria tiroideia superior e da artéria superficial do pescoço. Existem três modificações do retalho de acordo com as bacias dos vasos sanguíneos que o irrigam: 1) na base superior - a partir da bacia do ramo submandibular da artéria facial, 2) na base inferior - irrigado pela artéria cervical transversa, e 3) na base posterior - irrigado por ramos das artérias occipital e auricular posterior.

Utilizámos este retalho em 3 casos para substituir defeitos do grupo 4. Em 2 doentes com cancro da laringe, o retalho baseado no músculo subcutâneo do pescoço foi utilizado para reparar o defeito da laringostomia e em 1 doente foi substituído o defeito da superfície anterior da traqueia cervical.

4. Retalho trapezoidal (TFL). Este retalho é ideal para reconstruir defeitos da superfície posterior do pescoço, e o comprimento do pedículo muscular e a espessura do tronco vascular permitem que o retalho seja rodado 180 graus e levado a vários defeitos da superfície parótido-cervical, temporal, anterior do pescoço e da mandíbula. O músculo trapézio e a pele acima dele são irrigados com sangue principalmente por ramos superficiais e profundos da artéria cervical transversa (*a. cervicalis transversus*) e da artéria *occipital* (*a.* occipitalis).

O retalho sobre o músculo trapézio tem várias modificações: um retalho sobre um pedículo músculo-esquelético, apenas muscular e vascular, que pode ser cortado a todo o comprimento do músculo. Uma das desvantagens deste retalho é a necessidade de mudar a posição do doente na mesa de operações, o que prolonga um pouco o tempo de operação e o torna desconfortável para os cirurgiões. Esta necessidade de mudar a posição do doente pode ser eliminada colocando-o previamente no lado oposto ao lado da colheita do retalho.

O retalho trapezoidal foi utilizado num caso para substituir um defeito na parótida devido a um cancro de pele parietal recorrente (é dado um exemplo clínico no Capítulo 3). As características comparativas dos doentes segundo as categorias de defeitos formados na coorte principal, na coorte de controlo e na coorte total de doentes são apresentadas na Tabela 20.

Tabela 20. - Caracterização comparativa dos doentes por categorias de defeitos formados nos grupos principal e de controlo e na coorte total de doentes

Categoria de defeitos	Grupo principal		Grupo de controlo		Total		*P*
I	24	22,2%	12	19,7%	36	21,3%	*0.698*
II	70	64,8%	46	75,4%	116	68,6%	*0.154*
III	10	9,3%	3	4,9%	14	8,3%	*0.474*
IV	4	3,7%	0	0%	3	2,4%	-
Total	108	100%	61	100%	169	100%	

[2]**Nota:** p - significância estatística da diferença entre os indicadores dos grupos principal e de controlo (pelo critério da % de Pearson).

De um modo geral, é possível identificar a mesma regularidade na distribuição dos defeitos entre os doentes dos grupos principal e de controlo. A maior frequência de defeitos formados em todos os grupos são os defeitos da categoria II - 64,8% e 75,4%, respetivamente. Seguem-se, em termos de frequência, os defeitos da categoria I - 22,2% e 19,7%. Os defeitos da categoria III, que são representados por defeitos penetrantes das membranas mucosas, músculos e ossos que comunicam com a superfície da pele numa grande extensão, foram formados com uma frequência relativamente menor (9,3% e 4,9%, respetivamente). Os defeitos do grupo IV, em termos de frequência de ocorrência no grupo principal, representaram o menor número de observações - 3,7%, e não houve nenhum no grupo de controlo. Entre os doentes do grupo principal (n = 108), 103 (95,4%) foram submetidos a reconstrução com retalhos cutâneo-gordurosos, cutâneo-musculares e outros, em simultâneo com o volume principal da operação de remoção do tumor, e apenas 5 (4,6%) doentes foram submetidos à fase de reconstrução numa ordem diferida, dos quais 2 doentes - devido à recorrência do tumor dos órgãos da cavidade oral após tratamento complexo, e 3 - após um período de seis meses sem recorrência. No grupo de controlo, 53 (86,9%) doentes, após a fase de excisão do tumor, foram submetidos apenas a uma sutura simples dos bordos do defeito e 8 (13,1%) foram submetidos a uma plastia de volume mínimo do defeito com tecidos locais - 4 casos, e noutros 4 casos - com um enxerto de pele livre dividido (Tabela 21).

Tabela 21. - Tipos e frequência de intervenções cirúrgicas nos grupos estudados

Calendário e tipo de reconstrução	Grupo principal		Grupo de controlo		Total	
Plastia de retalho numa só fase	103	95,4%	-	-	103	95,4%
Retalhos diferidos	5	4,6%	-	-	5	4,6%
Sutura dos bordos da ferida	-	-	53	86,9%	53	86,9%
Enxerto de tecido local	-	-	4	6,5%	4	6,5%
Sem plásticos.	-	-	4	6,5%	4	6,5%
Total	108	100%	61	100%	169	100%

Analisando a frequência das intervenções cirúrgicas (Tabela 21), verifica-se que, no grupo principal, 95,4% dos doentes foram submetidos a intervenções reconstrutivas numa só fase, com a utilização de determinados retalhos e apenas em 5 (4,6%) casos a cirurgia plástica foi adiada. No grupo de controlo, a fase reconstrutiva foi minimizada através da limitação da sutura dos bordos da ferida pós-operatória - 86,9%, dos tecidos locais - 6,5%, e em 6,5% dos casos a plástica não foi realizada de todo.

CAPÍTULO 4

RESULTADOS DA PLASTIA DE DEFEITOS DA CABEÇA E PESCOÇO, SEU IMPACTO NOS PARÂMETROS DE QUALIDADE DE VIDA E RESULTADOS A LONGO PRAZO

4.1. Avaliação dos resultados imediatos e a curto prazo da reconstrução do defeito. Análise das complicações pós-operatórias

Como já foi referido, a reconstrução dos defeitos da cabeça e do pescoço atingiu o seu apogeu com a invenção e a introdução na prática clínica de métodos de obtenção de retalhos pele-gordura e pele-músculo vascularizados.

Um defeito tecidular *extenso* é definido como uma falta de tecido após a excisão de um tumor que envolve várias regiões anatómicas ou órgãos adjacentes. Estes defeitos são normalmente formados após operações radicais alargadas para tumores localmente disseminados e, regra geral, não podem ser eliminados através de uma simples sutura dos bordos da ferida e requerem uma substituição reconstrutiva obrigatória. Por conseguinte, aderimos estritamente à opinião sobre a necessidade de plastia numa fase dos defeitos pós-operatórios, uma vez que permite efetuar uma cirurgia com radicalismo e encurta o período de reabilitação dos doentes.

4.1.1 Resultados da reconstrução da abóbada do crânio e dos defeitos da pele do pescoço

O cancro de pele de células escamosas do couro cabeludo tem um curso agressivo e afecta mais frequentemente todas as camadas da pele, chegando até aos ossos da abóbada craniana. Dependendo do tipo de defeitos formados, utilizámos quase todo o arsenal disponível de retalhos de pele-gordura, pele-músculo e enxertos de pele livres. De acordo com os resultados das nossas observações na área estudada, o mais aceitável é a plastia com um enxerto de pele livre, que é normalmente retirado com um dermátomo de áreas dadoras como a superfície anterior do ombro ou da coxa. Esta técnica é fácil de executar, segura e menos prejudicial para a área doadora.

As exceções são os casos de transplante de pele livre sobre um osso desprovido de periósteo, o que traz complicações como a não união do retalho e sua necrose, anulando o resultado esperado. Nestes casos, utilizámos retalhos cutâneo-fasciais e cutâneo-musculares sobre um pedículo, que foram cortados das zonas cutâneas limítrofes do defeito, e o defeito dador da abóbada craniana foi fechado com um retalho cutâneo livre. Devido ao abundante suprimento sanguíneo da pele da abóbada craniana, é possível cortar retalhos fascias cutâneos em qualquer direção e a longas distâncias.

A plastia do defeito do couro cabeludo foi realizada em 12 pacientes com cancro de células escamosas, T2N0M0-T4N1M0. O número de retalhos utilizados é apresentado na Tabela 22.

Tabela 22. - Distribuição dos pacientes consoante os retalhos aplicados e a localização do defeito

Aba	Defeitos da abóbada craniana
Retalho livre de pele dividida	5
Cervical	1
Esternoclavicular-papilar.	2
Trapezoidal	1
BGM	1
Outras abas	5
Combinação de abas	4 (26,6%)
Total	15 (100%)

Assim, 12 pacientes foram submetidos a cirurgias plásticas com 15 retalhos diferentes, dos quais 4 foram submetidos a cirurgias plásticas combinadas, onde mais de um retalho foi utilizado. Estes métodos de substituição de defeitos são bem sucedidos e, na nossa opinião, merecem ser aplicados na prática clínica.

Para demonstrar as possibilidades de tratamento cirúrgico do carcinoma de células escamosas da abóbada craniana, apresentamos o seguinte exemplo clínico:

Exemplo clínico. *O doente M.K., 75 anos, reformado (antigo motorista), está inscrito no RONC desde 01.01.1991 com o diagnóstico "Cancro cutâneo primário múltiplo da cabeça e pescoço". Apresentou-se em 08.01.2014 com queixas sobre a presença de um tumor na região temporal direita, dores agudas de carácter constante com irradiação para o pescoço e occipital. Da anamnese verificou-se que o aparecimento do tumor tinha dois anos, tendo o doente sido submetido a uma cirurgia não radical numa policlínica rural do local de residência. Desde o aparecimento do tumor no local da operação, o doente tinha-se dedicado ao "auto-tratamento", à termoterapia, etc. O doente tinha uma história de um tumor com dois anos.*

procedimentos e curativos com pomada - sem efeito, o que levou ao rápido crescimento do tumor e aumento dos sintomas acima. Ao exame, há um tumor exofítico na pele da região temporoparietal direita, medindo 7,0xb,0 cm, doloroso, sangrante, não deslocável,

infiltrando os tecidos subjacentes e a aurícula direita. Não há evidência de aumento dos gânglios linfáticos regionais nem de penetração do tumor nos ossos adjacentes da abóbada craniana, de acordo com a tomografia computorizada da cabeça de 04.01.2014. Após verificação histológica do diagnóstico (cancro de células escamosas com queratinização n.º 216 de 08.01.2014, o doente recebeu radioterapia de 16.01.2014 a 29.01.2014. ROD - 3 Gy / SOD - 30 Gy. Em 19.02.2014, foi hospitalizado no departamento cirúrgico n.º 3 (história clínica n.º 838). Após exame e correção de doenças concomitantes, o doente com o diagnóstico de recidiva do tumor temporoparietal direito T4N0M0 foi submetido, em 27.02.2014, a uma operação combinada (№62) no âmbito da "Excisão do tumor cutâneo da região temporo-occipital direita com ressecção do terço superior do pavilhão auricular. Plastia do defeito com um retalho cervical de pele e gordura". Cicatrização primária da ferida. Relatório histológico №2630 de 27.02.2014 cancro queratinizante de células escamosas G1, com invasão de todas as camadas da pele e patomorfose de tratamento moderado. O paciente recebeu alta no 12º dia após a cirurgia.

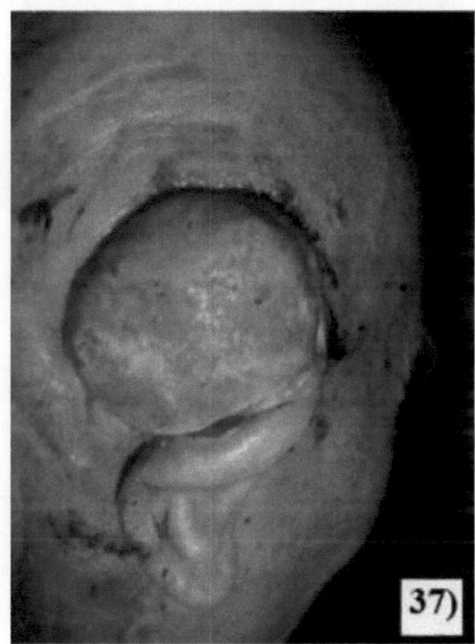

Figura 37. Cancro de pele temporal com extensão para o pavilhão auricular

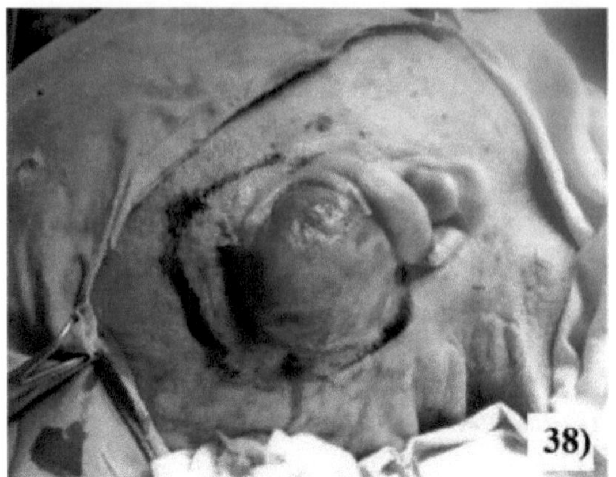

Figura 38. Marcação pré-operatória das margens de excisão do tumor

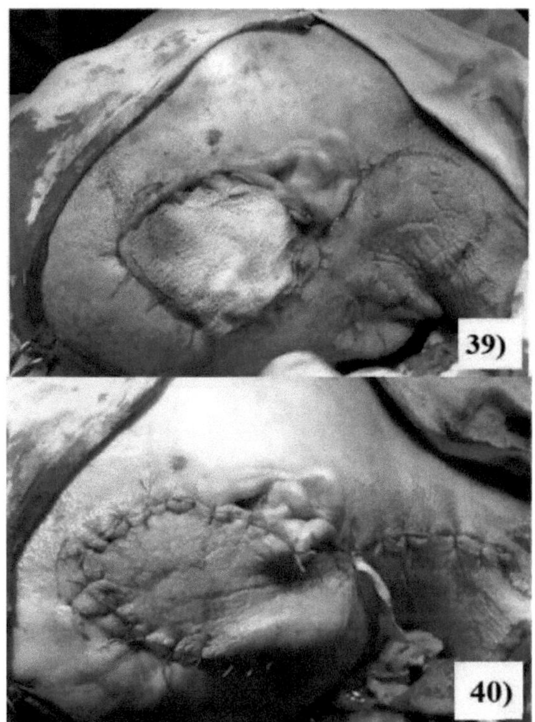

Figura 39. Marcação do loxcutis excisado, compatível com o defeito, após a excisão do tumor
Figura 40. O retalho é trazido para cima e suturado ao defeito

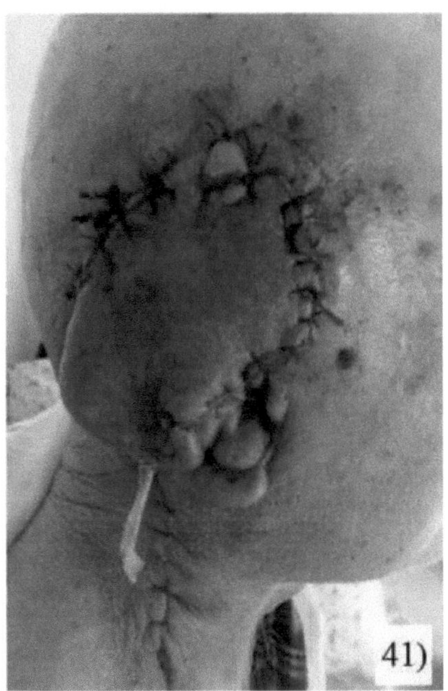

Figura 41. Vista do retalho no segundo dia após a cirurgia. Há um inchaço insignificante do retalho

Dois anos mais tarde, em 02.02.2016, o doente apresentou uma nova recidiva do tumor e um novo nidus na pele da região temporal direita com 2,5x3,0 cm. Ao exame no local da cirurgia anterior, observou-se um tumor recorrente de 8,0x7,0 cm. denso, conglomerado soldado, doloroso à palpação e com superfície sangrante. A radioterapia foi recomendada ao paciente por decisão do consilium. De 10.10.2016 a 28.10.2016, o doente foi submetido a radioterapia ROD - 3 Gy/C0D - 45 Gy.

Em 04.11.2016, foi hospitalizado no Departamento de Otologia Geral (hospital n.º 5656) para uma segunda operação. O exame de ultrassom do pescoço (06.10.2016) revelou um linfonodo cervical metastático aumentado até 1,5 cm no terço superior do lado direito, que forma um único conglomerado com o tumor. De acordo com a TAC 163, não havia sinais de envolvimento dos ossos do crânio. Após exame por um terapeuta e um cardiologista, foi diagnosticado ao doente um sistema cardiovascular: cardiopatia isquémica, cardiosclerose focal, hipertensão arterial de grau I, risco 4. Órgãos do trato gastrointestinal: discinesia biliar, hepatose de grau II, pancreatite reactiva. Órgãos do sistema urinário - quisto do rim esquerdo, pielonefrite crónica, adenoma da próstata (Figura 42).

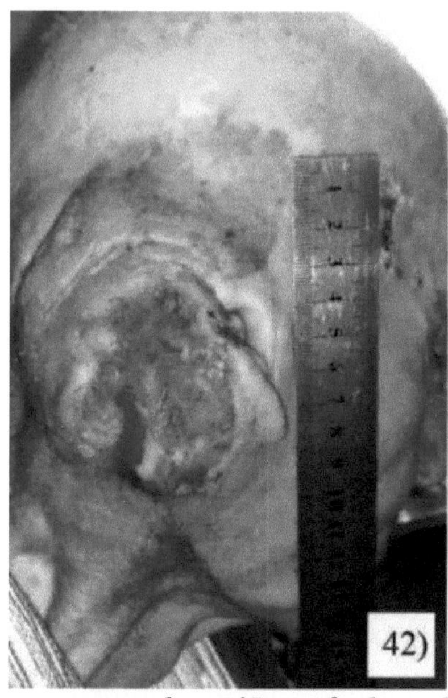

Figura 42. Tumor recorrente da região atrás da orelha direita

O doente foi submetido a uma nova operação (n.º 394) "Excisão de tumor recorrente na região atrás da orelha direita em 18.11.2016. Excisão fascial-futural da fibra do pescoço do lado direito, variante superior. Plastia do defeito com um retalho cutâneo-muscular com inclusão do músculo trapézio direito e um retalho cutâneo-fascial cervical". A duração da operação foi de 200 minutos. A cicatrização da ferida é primária. As suturas foram removidas no 10º-11º dia. Relatório pato-histológico №9284 de 18.11.2016 - carcinoma queratinizante de células escamosas G2, com invasão dos tecidos moles adjacentes. O tumor foi removido dentro de tecidos saudáveis. O paciente recebeu alta no 17º dia, o período de acompanhamento foi de 5 anos e 4 meses (Figuras 43 - 47).

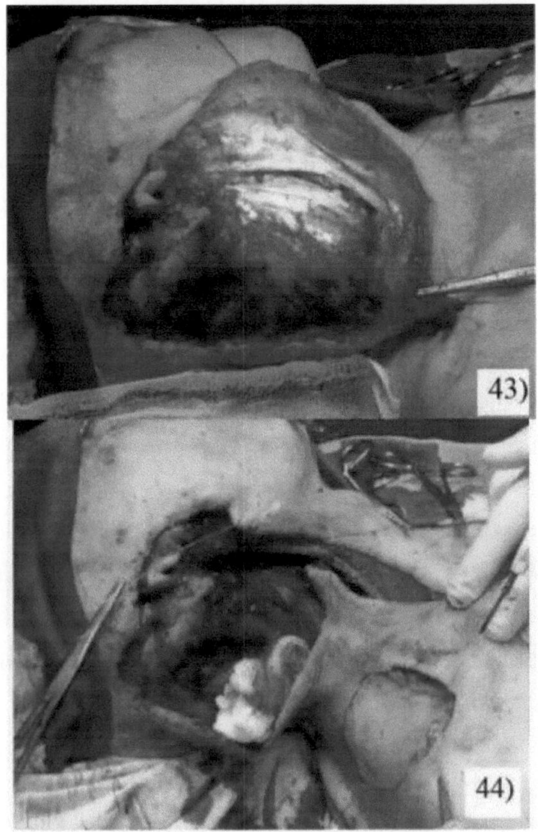

Figura 43. Fase da cirurgia - tumor removido juntamente com a fibra cervical

Figura 44. Marcação do local do retalho cutâneo

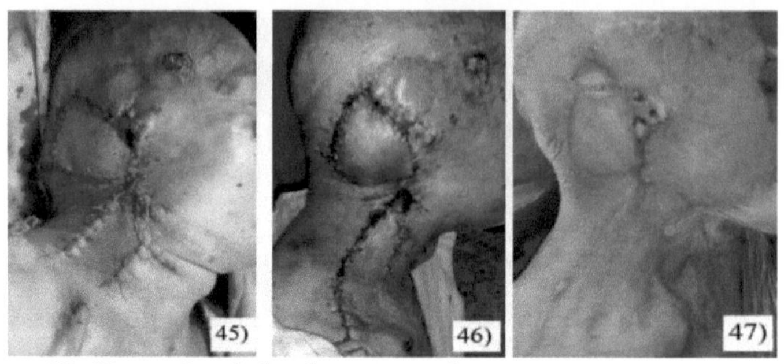

Figura 45. Vista final do doente após a cirurgia
Figura 46. Vista do retalho no quarto dia após a cirurgia
Figura 47. Resultado da plastia 3 meses após a cirurgia

4.1.2 Resultados da cirurgia plástica de defeitos faciais

Incluímos os defeitos cutâneos não cutâneos da parótida, zigomático, bochecha, nariz, lábios e área do queixo como defeitos cutâneos faciais. Todas estas localizações foram reunidas num único grupo devido às características anatómicas comuns das técnicas de reconstrução e do material plástico utilizado. Imediatamente antes da cirurgia na região facial, é necessário ter em conta a natureza e o volume dos tecidos removidos com o tumor, as características patomorfológicas e as fases do processo tumoral. Considera-se que o principal objetivo da reconstrução é a obtenção de resultados funcionais e cosméticos máximos, com uma atenção obrigatória aos parâmetros de qualidade de vida dos doentes.

Um tumor em decomposição no rosto, com um odor desagradável, é frequentemente um forte fator de depressão que provoca desconforto psicossocial no doente e, por vezes, 166 comportamento suicida. Muitas vezes, estes doentes não conseguem comunicar totalmente com as pessoas que os rodeiam e até com os seus familiares, o que leva ao desenvolvimento do estigma de inferioridade e a um stress grave no doente. Tudo isto dá-nos uma razão para decidir a plastia dos defeitos numa só fase. Para restaurar os defeitos faciais, utilizámos os seguintes retalhos cutâneo-fasciais e cutâneo-musculares, que estão resumidos na Tabela 23.

Tabela 23. - Tipos de retalhos utilizados para plastia de defeitos faciais

Localização do defeito/ retalho	Lábios	Região operirr	Região o das	hnaya	.	Nariz	Bochecha	Total
BGM	1	2	-	-		-	-	3
Temennoi	-	1	-	-		-	-	1
Posterior	-	2	-	-		-	-	2
Cervical	-	1	1	-		-	-	2
Nasolabial	14	-	2	-		4	1	21
Frontal	-	1	-	1		1	1	4
Couro solto	-	1	1	1		-	-	3
Tecidos locais	-	2	1	1		-	1	5
Total	15	10	5	3		5	3	41

Assim, a plastia de defeitos labiais foi a mais frequente - 15 operações (34,1%), sendo que na esmagadora maioria (14 casos) foi utilizado um retalho cutâneo-gorduroso, cutâneo-fascial nasolabial independente, e apenas em 1 caso - um retalho cutâneo-muscular sobre o músculo peitoral maior. Menos frequentemente, em 10 (24,3%) observações, a cirurgia reconstrutiva foi efectuada para defeitos da pele e dos tecidos moles da região periocervical, onde o combinámos os defeitos formados na excisão de cancro de pele do pavilhão auricular e da região atrás da orelha, bem como nas metástases de cancro de pele da abóbada craniana para os gânglios linfáticos da glândula salivar parótida, em que a parotidectomia é realizada com/sem preservação dos ramos do nervo facial, em que utilizámos um retalho cutâneo-muscular da BGM - em 2 casos e vários tipos de retalhos cutâneo-gordos e cutâneo-fasciais - em 8 casos. Consideramos não menos eficaz a plastia dos defeitos zigomáticos e fronto-temporais, que ocorreu em 5 e 3 casos, respetivamente, que foram substituídos por retalhos cutâneo-gordurosos e cutâneo-fasciais das regiões limítrofes. Em terceiro lugar, por frequência de observações, está o cancro da pele de diferentes subunidades do nariz - em 5 (12,2%) casos, e a substituição de defeitos em 4 deles foi efectuada com a ajuda de um retalho nasolabial. Os defeitos menos frequentes formaram-se na zona da bochecha, o que aconteceu em 3 (7,3%) casos, que foram substituídos por retalhos de pele-gordura e pele-fascial de zonas adjacentes. Eis alguns exemplos de observações clínicas.

O doente N., 66 anos, (história clínica n.º 2969) queixou-se, em 23.05.2017, de um tumor cutâneo no pavilhão auricular esquerdo, dor, hemorragia, fraqueza, mal-estar. Da anamnese - está registado no RONC desde 22.07.2014. A primeira operação foi realizada em junho de 2014 no volume de excisão do tumor cutâneo da região atrás da orelha e sutura das bordas da ferida. Relatório histológico (#4426) de 2014. - Carcinoma de células escamosas com tendência para a queratinização. Em 2016, o paciente recebeu um curso completo de radioterapia adjuvante SOD - 72 Gy. Posteriormente, o doente não procurou assistência médica.

Quando o doente regressou devido às queixas acima mencionadas, o exame revelou um tumor cutâneo recorrente na região atrás da orelha esquerda com 3,0 x 2,0 cm de diâmetro, com uma placa suja, dolorosa à palpação, com pouca deslocação. Os gânglios linfáticos regionais não estão aumentados. O doente apresentava doenças concomitantes típicas, nomeadamente CHD, hipertensão arterial de grau II, risco III, aterosclerose dos vasos cerebrais, bronquite crónica, colecistite.

Sob anestesia geral endotraqueal em 01.06.2017, o paciente foi submetido a uma cirurgia (#182) no âmbito da excisão de um tumor cutâneo recorrente do pavilhão auricular esquerdo com ressecção do pavilhão auricular. A plastia do defeito formado foi efectuada com um retalho cutâneo-cervical gordo. O período pós-operatório decorreu sem particularidades. O enxerto do retalho e a cicatrização da ferida foram primários. Diagnóstico pato-histológico n.º 1110 de 01.06.2017 "Patomorfose cicatricial expressa com a presença de células estranhas multinucleadas". As suturas foram removidas no 7º-8º dia após a cirurgia. A duração do acompanhamento foi de 58 meses (Figuras 48 a 50).

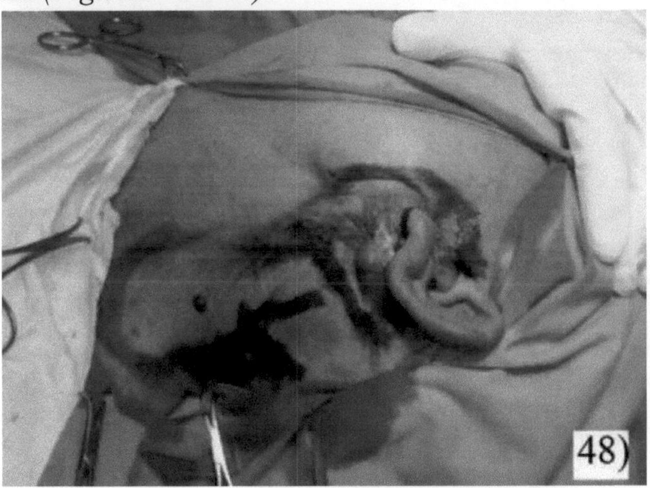

Figura 48. - Cancro da pele T4N0M0 localmente avançado e recorrente na região atrás da orelha, estado pós-operatório em

2014 e HCT em 2016, doente de 66 anos de idade   (história de caso #2969), marcação pré-operatória

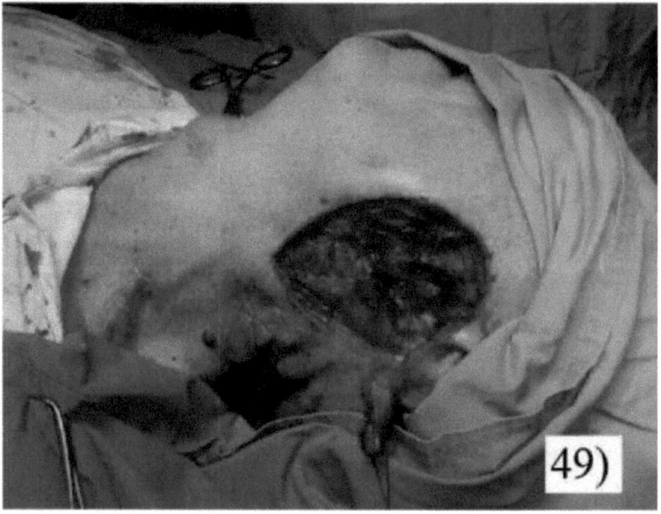

Figura 49. - Defeito pós-operatório formado

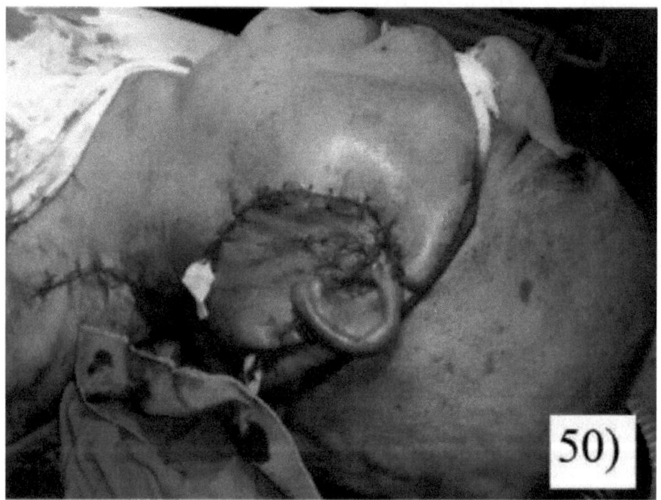

Figura 50. Defeito substituído por um retalho cervical dermofascial num pedículo vertical

Esta observação clínica demonstra a eficácia da cirurgia reconstrutiva e reparadora.

para tumores recorrentes atrás da orelha.

4.1.3 Reconstrução de defeitos orais

O cancro da cavidade oral ocupa o segundo lugar na estrutura de morbilidade dos tumores da cabeça e do pescoço e tem a evolução e os resultados mais desfavoráveis. Isto deve-se à complexidade da estrutura anatómica da cavidade oral como início do trato aerodigestivo e às funções desta área. Infelizmente, a percentagem de negligência dos casos localmente avançados de cancro oral no nosso país, bem como em todos os países em desenvolvimento, continua a ser elevada e atinge os 75-80%. Esta situação deve-se à fraca sensibilização do público e à falta de vigilância do cancro entre os médicos dos cuidados primários, à não observância dos princípios de higiene oral básica, à falta de programas de rastreio e de medidas para a deteção precoce de doenças pré-cancerosas e do cancro oral. Para além dos factores acima referidos, um mau hábito comum entre a população masculina - o consumo de tabaco sem combustão ou de nasvay (bétel) e a insuficiente sensibilização dos doentes para a gravidade desta oncopatologia e para as possibilidades do serviço oncológico e as conquistas da oncologia moderna e da cirurgia da cabeça e do pescoço - são de grande importância. Também nos últimos anos, o diagnóstico de cancro da cavidade oral e da nasofaringe tornou-se relativamente mais frequente em doentes de idade relativamente jovem - 25-35 anos, sem história de maus hábitos, o que dá motivos para pensar numa possível carcinogénese viral.

As cirurgias volumétricas dos órgãos orais provocam defeitos complexos permanentes que levam a uma perturbação das funções vitais do organismo, nomeadamente a fala, a mastigação, a deglutição e a respiração, o que constitui um fator de incapacidade e uma razão para os doentes recusarem a intervenção cirúrgica proposta.

A excisão do tumor e, ao mesmo tempo, grandes volumes de tecidos moles da cavidade oral com a ressecção dos ossos maxilares levam a alterações funcionais e cosméticas persistentes e irreversíveis, que subsequentemente conduzem a um stress psico-emocional excessivo com diminuição da autoestima dos doentes, depressão profunda irreversível até resultados suicidas [50].

A este respeito, consideramos que a reconstrução e a reparação de defeitos extensos devem ser efectuadas simultaneamente na fase da operação principal para a remoção do tumor primário. Isto, por sua vez, permite alargar as indicações para a cirurgia e o volume de tecidos excisados da cavidade oral e contribui para a obtenção do máximo radicalismo. A cirurgia reconstrutiva e restauradora corretamente realizada, mesmo em pacientes negligenciados durante algum tempo, alivia os sintomas desfavoráveis da doença (dor, odor, desconforto) e melhora a sua qualidade de vida, proporcionando assim aos pacientes o seu conforto relativo diário e permitindo-lhes a integração social.

No nosso estudo, do total da coorte, 113 (66,9%) pacientes nos grupos principal (67) e de controlo (46) desenvolveram alguma forma de defeitos orais de diferentes categorias de complexidade (Tabela 24).

Tabela 24. - Frequência dos defeitos por categoria nos grupos principal e de controlo

Categoria de defeito	Grupo principal	Grupo de controlo	Total
Categoria I	24	12	36 (21,3%)
	p = 0.151		
II categoria	70	46	116(68,6%)
	p = 0.014		
III categoria	11	3	14 (8,3%)
	p = 0.340		
Categoria IV	3	-	3 (1,8%)

Total	67 (59,3%)	46 (40,7%)	169 (100%)
	p = 0.077		

²Nota: p - significância estatística da diferença entre os indicadores dos grupos principal e de controlo (pelo critério da % de Pearson).

A frequência dos defeitos formados de acordo com a excisão de tumores de diferentes órgãos e tecidos é apresentada no Quadro 25.

Tabela 25. - Frequência dos defeitos formados em função da localização do tumor

Os defeitos são devidos à remoção de um tumor	Grupo principal n, (%)	Grupo de controlo n, (%)	Total n, (%)	P x²
Pele do rosto, cabeça e pescoço	24	12	36	0.698
Alv. descolamento da maxila n/.	25	11	36	0.436
Mucosa da bochecha	23	2	24	0.004
Língua	7	16	23	<0,001
O contorno vermelho dos lábios	14	1	15	0.028
Maxilar superior	1	13	13	<0,001
O pavimento da boca	9	2	11	0.340
Alv. c/ mandíbula.	2	4	6	0.113
Laringe	2	-	2	-
da glândula tiroide	1	-	1	-
Total	108 (100%)	61 (100%)	169 (100%)	

²Nota: p - significância estatística da diferença entre os indicadores dos grupos principal e de controlo (pelo critério da % de Pearson).

Verificou-se que os defeitos são mais frequentemente formados por excisão de tumores da pele da cabeça e do pescoço, do processo alveolar da mandíbula e da mucosa da bochecha, depois da língua, dos lábios, do maxilar superior, do pavimento da cavidade oral e do processo alveolar do maxilar superior. Utilizámos os seguintes tipos de retalhos para restaurar defeitos da membrana mucosa e dos órgãos orais (Tabela 26).

Tabela 26. - Frequência da utilização de enxertos consoante a localização dos defeitos da cavidade oral

Localização \ defeito / Retalhos		Alv. descolam bochecha	a [boca]	boca	Língua	Maxilar superior	Alv. c/jaw.	Total	%
Músculo-esquelético	BGM	13	13	5	2	-	1	34	43,0
	Subalternos	6	3	2	1	-	-	12	15,2
	acenar com a cabeça	4	2	1	3	-	-	10	12,7
Fascial cutâneo	Nasolabial	5	3	-	-	-	1	9	11,4
Dermatocutâneo	Submental	-	2	1	1	-	-	4	5,1
	Cervical	3	-	-	-	-	-	3	3,8
	Dpl	1	1	-	-	-	-	2	2,5
	Frontal	-	-	-	-	2	-	2	2,5
Outros	Mucosa da bochecha	1	2	-	-	-	-	3	3,8
Total		33 (41,8)	26 (32,9)	9 (11,4)	7 (8,9)	2 (2,5)	2 (2,5)	79	100

Com base nos dados da Tabela 26, verifica-se que os retalhos cutâneos e musculares foram os mais utilizados para a reconstrução dos defeitos da cavidade oral: sobre o músculo peitoral maior - 34 (43,0%) casos, sobre o músculo hioide - 12 (15,2%) e sobre o músculo esternoclavicular-papilar - 10 (12,7%) casos, que juntos representaram 70,9% dos enxertos utilizados.

A proporção de retalhos cutâneo-fasciais e cutâneo-gordurosos foi de 29,1%, sendo o retalho nasolabial o mais utilizado, em 9 (11,4%) casos, e os retalhos submentoniano e cervical foram utilizados em frequências quase iguais, em 4 (5,1%) e 3 (3,8%) casos. Os retalhos deltopeitoral e frontal foram utilizados com menor frequência, com 2 casos de cada, representando 2,5%. Também foram utilizados retalhos da mucosa da bochecha em 3 (3,8%) casos para fechamento de defeitos da região retromolar da bochecha.

Os defeitos mais frequentes formaram-se na área do processo alveolar mandibular - 33 (41,8%) casos e mucosa da bochecha - 26 (32,9%), com menor frequência no assoalho da boca - 9 (11,4%) observações e língua - 7 (8,9%). Os defeitos da maxila e do processo alveolar foram observados em igual frequência em 2 (2,5%) casos cada. Em todos os casos, a etapa reconstrutiva foi incluída na duração total da intervenção cirúrgica, de modo que a duração total das operações, dependendo do volume e do tipo de reconstrução, variou de 3,5 a 5,5 horas, com uma duração média de 4,7 horas.

Como ilustração, apresentamos as possibilidades e os resultados da plastia com retalho cutâneo-muscular na BGM:

O doente KH., nascido em 1939, (77 anos), reformado, veio à RONC em 20.01.2016 com queixas de um tumor da mucosa da bochecha esquerda com crescimento para o processo alveolar da mandíbula, dores fortes e dificuldade em abrir a boca e comer, fraqueza geral e mal-estar. Ao exame, detecta-se na mucosa da bochecha esquerda, com transição para o processo alveolar da mandíbula, uma forma ulceroinfiltrativa de tumor exofítico, medindo 3,0x2,0 cm, fortemente doloroso à palpação com irradiação para o lado esquerdo da face, que não permite abrir completamente a boca (trismo de grau II) (Figura 34). Na região submandibular esquerda, foi palpado um gânglio linfático denso, medindo 2,0x1,0 cm, com tecidos circundantes de natureza metastática. Foi feita uma biópsia do tumor primário e uma biópsia aspirativa com agulha fina do gânglio linfático submandibular (#286 de 20.01.2016 - Carcinoma de células escamosas G1, o citograma enquadra-se na metástase de carcinoma de células escamosas), que verificou a natureza maligna do tumor. O doente foi registado no RONC com o diagnóstico "Cancro da mucosa da face esquerda T4N1M0 estádio IV (cartão de consulta externa n.º 841/16)". Em 25.01.2020, foi admitido no departamento de oncologia geral (histórico médico №553) para exames adicionais e desenvolvimento de táticas de tratamento. Tendo em conta o elevado grau de diferenciação tumoral, o doente foi recomendado para ser submetido a intervenção cirúrgica na primeira fase do tratamento complexo.

Após um exame minucioso efectuado por especialistas de áreas afins, verificou-se que o doente apresentava uma série de doenças concomitantes, nomeadamente doença coronária, hipertensão arterial de 2 graus de risco 3, colecistite, pielonefrite crónica do lado esquerdo, microlitíase renal, prostatite. Para corrigir estas doenças, o doente foi submetido a uma intervenção cirúrgica (#32-34) em 02.02.2016 no âmbito da operação de Kreil do lado esquerdo, excisão do tumor da mucosa da bochecha esquerda, dissecção marginal do maxilar inferior do lado esquerdo, plastia do defeito com um retalho BGM de pele e músculo. A duração total da operação foi de 220 minutos.

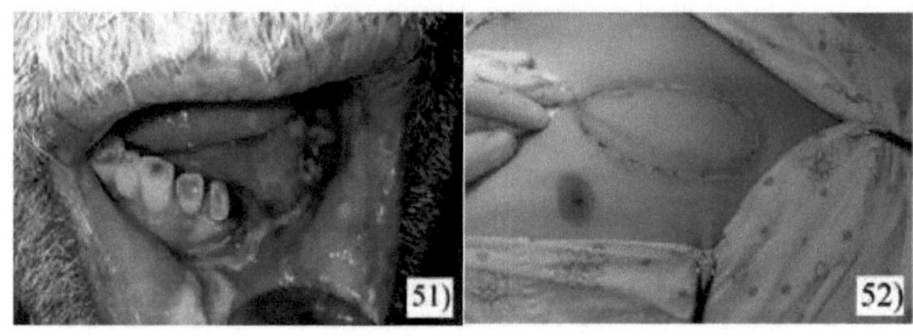

Figura 51. Tumor da mucosa da bochecha esquerda com extensão para o processo alveolar mandibular

Figura 52. Fase da operação - marcação do local do retalho cutâneo

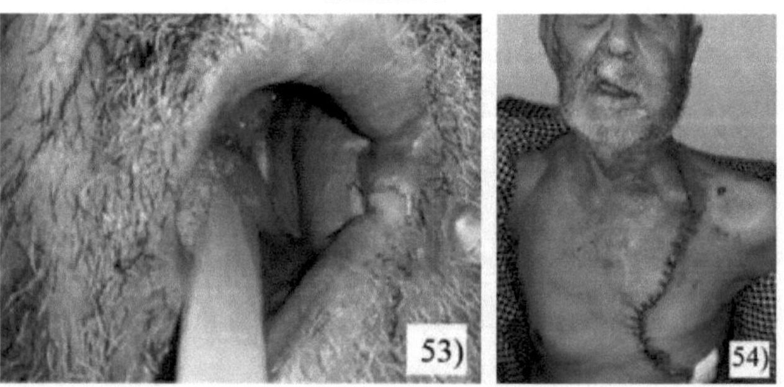

Figura 53. Vista do retalho no 13º dia após a cirurgia. O

defeito da bochecha foi substituído por um retalho musculocutâneo em BGM
Figura 54. Vista do local do dador

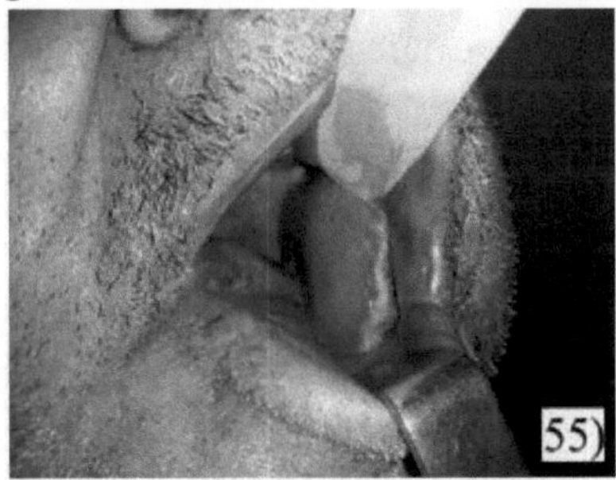

Figura 55. Vista do retalho 1 mês após a cirurgia

O período pós-operatório decorreu sem particularidades. O paciente foi alimentado por sonda. A ferida cicatrizou por tensão primária com boa integração do retalho na área substituída do defeito da bochecha. As suturas foram removidas no 9º dia. Laudo anatomopatológico n.º 7363 de 06.02.2016 - carcinoma queratinizante de células escamosas G2 com metástases em 3 gânglios linfáticos da fibra cervical. O doente teve alta em 17.02.2016, no 14.º dia, em condições relativamente satisfatórias. O doente recebeu radioterapia adjuvante na zona de metástases regionais SOD 40 Gray e esteve ainda sob observação no dispensário até 09.06.2016 (data do óbito),   que ocorreu devido a doença   cardíaca. de insuficiência.

4.2. Características comparativas dos parâmetros de qualidade de vida dos doentes operados em função do método de reconstrução

A intervenção cirúrgica para os cancros da cabeça e do pescoço provoca, na maioria dos casos, alterações anatómicas que podem levar a disfunções graves na área investigada, tais como dificuldades na fala, mastigação e deglutição. Além disso, a intervenção cirúrgica na região da cabeça e do pescoço também afecta a aparência do doente, provocando perturbações anátomo-funcionais e estéticas persistentes, que são a causa de sofrimento adicional dos doentes e que afectam negativamente a sua qualidade de vida. Estas condições indesejáveis ocorrem em diferentes fases dos métodos combinados e complexos de tratamento de doentes com tumores da cabeça e do pescoço. Na literatura disponível, existem trabalhos dedicados aos problemas de qualidade de vida dos doentes com cancro dos órgãos da cabeça e do pescoço. Estas publicações reflectem fragmentariamente as alterações da qualidade de vida durante o tratamento combinado e complexo, que, juntamente com a intervenção cirúrgica, inclui os efeitos no corpo do doente da quimiorradioterapia, cujos efeitos secundários, de acordo com muitos estudos, têm um impacto negativo pronunciado no corpo do doente.

Assim, o nosso estudo teve como objetivo uma abordagem mais focada e sistemática para investigar o efeito da técnica cirúrgica na melhoria dos parâmetros de QV dos doentes com cancro da cabeça e pescoço localmente avançado, com ênfase nas técnicas reconstrutivas e restauradoras com retalhos pediculados arterializados em diferentes grupos de doentes, a fim de acrescentar ao vazio de estudos existentes sobre este problema.

De acordo com o objetivo do nosso estudo, os doentes foram divididos em dois grupos - o grupo principal, em que os doentes foram submetidos a cirurgia de excisão do tumor com reconstrução do defeito numa única fase com vários retalhos arterializados, e o grupo de controlo, em que os doentes foram submetidos apenas a cirurgia de excisão do tumor e o defeito foi restaurado através de sutura simples dos bordos da ferida ou plastia de tecido local. A qualidade de vida dos doentes de ambos os grupos foi avaliada no perioperatório em duas fases - imediatamente antes e depois da intervenção cirúrgica.

Estudámos os parâmetros da qualidade de vida dos doentes, avaliando o estado inicial dos doentes antes e depois do tratamento. Para o efeito, o estado geral dos doentes antes e depois da intervenção cirúrgica foi determinado em ambos os grupos utilizando a Escala de Estado de Desempenho de Karnofskiy (0-100 pontos) e a escala ECOG (0-4 pontos) (Tabela 27).

Como se pode ver na Tabela 27, o estado geral inicial dos doentes do grupo principal e do grupo de controlo antes da fase cirúrgica do tratamento situava-se ao mesmo nível - entre 40 e 80 pontos na escala de Karnofsky.

A atividade física normal com preservação dos sintomas da doença oncológica com expressão moderada - 80 pontos - ocorreu em 23 (21,2%) doentes do grupo principal e em 17 (27,8%) doentes do grupo de controlo. A um nível semelhante, 52 (48,2%) doentes do grupo principal e 30 (49,1%) doentes do grupo de controlo apresentavam limitações da atividade normal relacionadas com os sintomas da doença (70 pontos). Estes doentes eram auto-suficientes, mas eram incapazes de exercer uma atividade normal ou trabalhar. No nosso estudo, as condições de base dos doentes dos grupos principal e de controlo eram quase semelhantes (Tabela 27).

Tabela 27. - Distribuição e avaliação do estado de base dos doentes com cancro da cabeça e pescoço de acordo com o índice de Karnofsky antes da cirurgia nos doentes principais e de controlo

grupo

Caracterização do estado	Grupos de estudo		Pontuações	Caracterização
	Principal (n=108)	Controlo (n = 61)		
Atividade física	-	-	100	O estado é normal, sem queixas

normal, o doente não necessita de cuidados especiais				ou sintomas de doença
	-	-	90	A atividade normal é preservada, mas estão presentes sintomas ligeiros da doença
	23 (21,2%)	17 (27,8%)	80	A atividade normal é possível quando esforço adicional, com sintomas moderadamente graves da doença
Restrição da atividade normal enquanto se mantém	52 (48,2%)	30 (49,1%)	70	O doente mantém os seus autocuidados, mas é incapaz de realizar actividades normais ou trabalhar
total independência do paciente	24 (22,2%)	13 (21,3%)	60	O doente precisa por vezes de ajuda, mas na maioria das vezes cuida de si próprio
	21 (10%)	16 (12%)	50	O doente necessita frequentemente de assistência e cuidados médicos
O doente é incapaz de cuidar de si próprio e necessita de cuidados de enfermagem ou de hospitalização	9 (8,3%)	1 (1,6%)	40	O doente passa a maior parte do tempo na cama. cuidados e assistência especializados

Nota: Não foram encontradas diferenças estatisticamente significativas entre os grupos utilizando o teste de Mann-Whitney.

Além disso, 24 (22,2%) doentes do grupo principal e 13 (21,3%) doentes do grupo de controlo necessitavam por vezes de ajuda de estranhos (60 pontos), e 21 (10%) doentes do grupo principal e 16 (12%) doentes do grupo de controlo necessitavam frequentemente de ajuda e cuidados médicos - 50 pontos. 9 (8,3%) doentes do grupo principal e 1 (1,6%) do grupo de controlo passavam a maior parte do tempo na cama, necessitando de ajuda externa e de cuidados médicos especiais. A significância da diferença entre as pontuações do critério U de Mann-Whitney pré-operatório em ambos os grupos é apresentada na Tabela 28.

Tabela 28. - Resultados da análise estatística do estado geral

de base pelo índice de Karnofsky nos grupos principal e de controlo antes da <u>cirurgia em quartis medianos Me [25q; 75q]</u>

Índice de Karnofsky	Grupo principal (n =108)	Grupo de controlo (n = 61)	P
	70,0 [60,0; 70,0]	70,0 [70,0; 80,0]	=0,1653 (>0,05; Z =-1,4)

Nota: p - significância estatística da diferença entre os grupos principal e de controlo (pelo critério U de Mann-Whitney).

Esta tabela (#28) mostra que os valores absolutos não apresentam diferenças significativas entre os grupos $(p = 0,1653)$, pelo que analisámos os parâmetros qualitativos (em %), comparando os indicadores qualitativos pelo critério %2 de Pearson (Tabela 29).

Tabela 29. - Resultados da análise estatística do nível inicial do estado geral dos doentes de acordo com o índice de Karnovsky nos grupos principal e de controlo <u>antes da cirurgia</u>

Índice de Karnofsky	Grupo principal (n = 108)	Grupo de controlo (n = 61)	P
50	0,8% (9)	1,6% (1)	=0,0765 (>0,05; /' =3,1)
60	22,2% (24)	21,3% (13)	=0,8906 (>0,05; / =0,02)
70	48,2% (52)	49,2% (30)	=0,8974 (>0,05; / =0,02)
80	21,3% (23)	27,9% (17)	=0,3343 (>0,05; / =0,9)

[2] Nota: p - significância estatística da diferença entre os grupos principal e de controlo (pelo critério da % de Pearson).

Como se pode ver na Tabela 30, o valor de $p > 0,05$ em todas as amostras comparativas, indicando que a diferença no nível inicial do estado geral dos doentes nos grupos principal e de controlo, de acordo com o índice de Karnovsky antes da cirurgia, é estatisticamente insignificante. A avaliação do estado geral dos doentes após a cirurgia, de acordo com o índice de Karnovsky, nos grupos principal e de controlo, é apresentada na Tabela 30.

Tabela 30. - Estado geral dos doentes dos grupos principal e de controlo de acordo com o índice de Karnovsky após a cirurgia

Característica do Estado	Grupos de estudo		Pontuações	Caracterização
	Principal (n=108) %	Controlo (n = 61) %		
Atividade física normal, o doente não necessitam de cuidados especiais	6 (5,6%)	1 (1,6%)	100	O estado é normal, sem queixas ou sintomas de doença
	64 (59,2%)	22 (36,0%)	90	A atividade normal é preservada, mas estão presentes sintomas ligeiros da doença
	36 (33,3%)	31 (50,8%)	80	A atividade normal é possível quando esforços adicionais, com sintomas moderados da doença
Restrição da atividade normal, mantendo a total independência do doente	2 (1,9%)	6 (9,8%)	70	O doente é autónomo, mas não é capaz de actividades normais ou trabalho
	-	1 (1,63%)	60	Por vezes, o doente precisa de ajuda, mas é maioritariamente autossuficiente

Quando se analisam os dados da Tabela 30, verifica-se que, após a intervenção cirúrgica, o estado geral dos doentes de ambos os grupos melhorou, em geral, num intervalo de 60 a 100 pontos. Ao mesmo tempo, 6 (5,6%) doentes do grupo principal e 1 (1,6%) do grupo de controlo viram as suas queixas e sintomas completamente aliviados. Sintomas menores da doença com atividade preservada foram observados em 64 (59,2%) doentes do grupo principal e 22 (36,0%) do grupo de controlo. Trinta e seis (33,3%) doentes do grupo principal e 31 (50,8%) doentes do grupo de controlo mantiveram sintomas moderadamente graves da doença, mas foram capazes de se movimentar com esforço adicional. 2 (1,9%) doentes do grupo principal e 6 (9,8%) doentes do grupo de controlo mantinham os autocuidados, mas não eram capazes de realizar actividades normais, e apenas 1 (1,63%) doente necessitava ocasionalmente de assistência externa do pessoal de enfermagem. Os resultados da análise estatística das diferenças nas pontuações do índice de Karnofsky em ambos os grupos após a cirurgia são apresentados na Tabela 31.

Tabela 31. - Significância da diferença entre os indicadores de ambos os grupos pelo critério U de Mann-Whitney nos quartis da mediana Me [25q; 75q]

Índice	Grupo principal (n =108)	Grupo de controlo (n = 61)	P
Karnofsky	90,0 [80,0; 90,0]	80,0 [80,0; 90,0]	=0,0002 (<0,001; Z =3,7)

Nota: p - significância estatística da diferença entre os grupos principal e de controlo (pelo critério U de Mann-Whitney).

Como mostra a Tabela 31, o valor de p = 0,0002, indicando significância estatística do índice de Karnofsky pós-operatório em grupos comparáveis. Uma vez que foi efectuada uma análise qualitativa para os valores pré-operatórios, foi efectuada uma análise semelhante para os valores pós-operatórios para identificar a predominância de doentes (Tabela 32).

Tabela 32. - Resultados da análise estatística do estado geral dos doentes de acordo com o índice de Karnovsky após a cirurgia (%)

Índice de Karnofsky	Grupo principal % (n = 108)	Grupo de controlo % (n = 61)	P
60	0	1,6% (1)	-
70	1,9% (2)	9,8% (6)	=0,0189 (<0,05; /_' =5,5)
80	33,3% (36)	50,8% (31)	=0,0256 (<0,05; /2 =5,0)
90	59,3% (64)	36,1% (22)	=0,0038 (<0,01; /2 =8,4)
100	5,6% (6)	1,6% (1)	=0,2198 (>0,05; /2 =1,5)

[2] Nota: p - significância estatística da diferença entre os grupos principal e de controlo (pelo critério da % de Pearson).

A análise estatística dos resultados obtidos sobre o estado geral dos doentes após a cirurgia revelou que foram estatisticamente significativas as alterações no intervalo de 70 a 90 pontos no índice de Karnofsky, que foi geralmente atingido em 102 (97,2%) doentes do grupo principal e em 59 (96,7%) doentes do grupo de controlo, de acordo com o *u2 de* Pearson. Os resultados da análise estatística das pontuações do índice de Karnofsky no grupo principal, comparados antes e depois da cirurgia, são apresentados nas Tabelas 33 e 34.

Tabela 33. - Resultados da análise estatística do estado geral dos doentes do grupo principal de acordo com o índice de Karnofsky antes e depois da operação por quartis medianos Me [25q; 75q]

Índice de Karnofsky	Antes da cirurgia (n =108)	Após a cirurgia (n =108)	P
	70,0 [60,0; 70,0]	90,0 [80,0; 90,0]	$=0$,0000 (<0,001; Z =9,0)

Nota: p - significância estatística da diferença entre os indicadores antes e depois da cirurgia (critério T de Wilcoxon).

Tabela 34. - Resultados da análise estatística do estado geral dos doentes do grupo principal de acordo com o índice de Karnovsky antes e depois da operação

Índice de Karnofsky	Antes da cirurgia (n =108)	Após a cirurgia (n =108)	P
50	0,8% (9)	0	-
60	22,2% (24)	0	-
70	48,2% (52)	1,8% (2)	[2] =0.0000 (<0.001; X =98.2)
80	21,3% (23)	33,3% (36)	=0,0008 (<0,001; /2 =11,3)
90	0	59,3% (64)	-
100	0	5,6% (6)	-

[2] **Nota:** p - significância estatística da diferença entre os indicadores antes e depois da operação (pelo critério de % McNemar).

Em geral, foi possível melhorar os resultados do intervalo de 50 a 80 pontuações do índice de Karnofsky para 70-90 pontuações, mas as alterações no intervalo de 70-80 pontuações foram estatisticamente significativas. Os resultados comparativos da análise estatística das pontuações do índice de Karnofsky no grupo de controlo antes e depois da cirurgia são apresentados nas Tabelas 35 e 36.

Tabela 35. - Resultados da análise estatística do estado geral dos doentes do grupo de controlo de acordo com o índice de Karnofsky antes e depois da cirurgia, segundo os quartis da mediana Me [25q; 75q]

Índice Karnofsky	Antes da cirurgia (n = 61)	Após a cirurgia (n = 61)	P
	70,0 [70,0; 80,0]	80,0 [80,0; 90,0]	=0,0000 (<0,001; Z =6,7]

Nota: p - significância estatística da diferença entre os indicadores pré e pós-operatórios (pelo critério T)
Wilcoxon).

Tabela 36. - Resultados da análise estatística do estado geral dos doentes do grupo de controlo de acordo com o índice de Karnovsky antes e depois da operação

Índice de Karnofsky	Antes da cirurgia (n = 61)	Após a cirurgia (n = 61)	P
50	1,6% (1)	0	
60	21,3% (13)	1,6% (1)	^{2}=0.0000 (<0.001; x =55.1)
70	49,2% (30)	9,8% (6)	^{2}=0.0000 (<0.001; % =37.8)
80	27,9% (17)	50,8% (31)	=0,0009 (<0,001; /' =11,1)
90	0	36,1% (22)	
100	0	1,6% (1)	

[2] Nota: p - significância estatística da diferença entre os indicadores antes e depois da operação (pelo critério de % McNemar).

Como se pode ver nas Tabelas 35 e 36, o grupo de controlo também apresentou uma dinâmica positiva nos resultados no sentido da melhoria - do intervalo de 50-80 pontos no índice de Karnofsky para 60-100 pontos, mas estatisticamente significativas foram as alterações que ocorreram no intervalo de 60-80 pontos.

O estado funcional (estado ECOG) dos doentes com tumores da cabeça e do pescoço localmente avançados em termos de capacidade de trabalho, capacidade de autocuidado, desempenho das actividades diárias e atividade física (andar, trabalhar, etc.) nos grupos principal e de controlo é apresentado na Tabela 37.

Tabela 37   - Estado de desempenho ECOG de doentes nos grupos principal e de controlo antes da cirurgia

ECOG Estado	Grupos estudados		Caracterização do estado
	Principal (n =108)	Controlo (n =61)	
0	-	-	O doente está totalmente ativo, capaz de fazer todas as coisas que fazia antes da doença
1	75 (69,5%)	47 (77,0%)	O doente não pode fazer trabalhos pesados, mas pode fazer trabalhos ligeiros ou sedentários (por exemplo, trabalhos domésticos ligeiros).
2	33 (30,5%)	14 (22,9%)	O doente é tratado em regime de ambulatório, é capaz de cuidar de si próprio, mas não pode trabalhar. Passa mais de 50% do tempo de vigília numa posição vertical ativa
3	-	-	O doente só é capaz de cuidar de si próprio de forma limitada, passa mais de 50% do tempo de vigília numa cadeira ou cama
4	-	-	Deficiente, totalmente incapaz de cuidar de si próprio, acamado.

Os dados da Tabela 37 sugerem que o estado de desempenho dos doentes nos grupos principal e de comparação antes da cirurgia era quase consistente entre si na escala ECOG. O estado de desempenho de 75 (69,5%) doentes do grupo principal e de 47 (77,0%) do grupo de controlo correspondia a uma pontuação ECOG - 1, que se correlaciona com uma pontuação de 7080 na escala de Karnofsky e significa que estes doentes estavam limitados na atividade física extenuante, mas podiam realizar trabalho de escritório ligeiro ou sedentário. A capacidade de trabalho de 33 (30,5%) doentes do grupo principal e de 14 (22,9%) do grupo de controlo correspondia aos pontos ECOG - 2, ou seja, eram capazes de se autocuidar, mas, devido à gravidade dos sintomas da doença tumoral, não podiam trabalhar e passavam mais de 50% do seu tempo de vigília ativamente no hospital. Os resultados da análise estatística do estado ECOG dos doentes antes da cirurgia nos grupos principal e de controlo são apresentados nas Tabelas 38 e 39.

Tabela 38. - Resultados da análise estatística dos indicadores do estado ECOG dos doentes dos grupos estudados antes da cirurgia pelo critério U de Mann-Whitney (Me [25q; 75q])

Estado ECOG	Grupo principal (n =108)	Grupo de controlo (n = 61)	P
	1,0 [1,0; 2,0]	1,0 [1,0; 1,0]	=0,2917 (>0,05; Z =1,0)

Nota: p - significância estatística da diferença entre os grupos principal e de controlo (pelo critério U de Mann-Whitney).

Tabela 39. [2]- Resultados da análise dos indicadores do estado ECOG dos doentes nos grupos estudados antes da cirurgia por parâmetros qualitativos (%) de acordo com o critério y .

Estado ECOG	Grupo principal (n =108)	Grupo de controlo (n = 61)	P
0	0	0	
1	69,4% (75)	77,1% (47)	=0,2893 (>0,05; / =1,1)
2	30,6% (33)	22,9% (14)	=0,2893 (>0,05; / =1,1)

| 3 | 0 | 0 | |

[2] Nota: p - significância estatística da diferença entre os grupos principal e de controlo (pelo critério y de Pearson).

Analisando as Tabelas 38 e 39, verifica-se que o valor de *p é > 0,05,* indicando insignificância estatística das diferenças entre os grupos estudados antes da cirurgia em termos de estado ECOG. O estado ECOG pós-operatório dos doentes nos grupos principal e de controlo está resumido na Tabela 40.

Tabela 40. - Estado de desempenho ECOG dos doentes nos grupos principal e de controlo após a cirurgia.

ECOG Estado	Grupos estudados		Caracterização do estado
	Principal (n =108) %	Controlo (n =61) %	
0	69 (63,8%)	23 (37,7%)	O doente está totalmente ativo, capaz de fazer todas as coisas que fazia antes da doença
1	39 (36,1%)	37 (60,7%)	O doente não pode fazer trabalhos pesados, mas pode fazer trabalhos ligeiros ou sedentários (por exemplo, tarefas domésticas ligeiras ou trabalho de escritório)
2	0	1 (1,6%)	O doente é tratado em regime ambulatório, é capaz de cuidar de si próprio, mas não pode trabalhar. Mais de 50% do tempo acordado e alerta ativo - na vertical
3	-	-	O doente só é capaz de cuidar de si próprio de forma limitada e passa mais de 50% do tempo de vigília numa cadeira ou numa cama
4	-	-	Deficiente, totalmente incapaz de cuidar de si próprio, acamado.

Após a operação, o estado de desempenho ECOG dos doentes em ambos os grupos mudou no sentido da melhoria. Ao mesmo tempo, 69 (63,8%) doentes do grupo principal e 23 (37,7%) do grupo de controlo apresentaram um melhor estado de desempenho.

correspondeu à pontuação ECOG - 0, estes doentes estavam activos no período pós-operatório e realizavam tudo o que faziam antes da doença. 39 (36,1%) doentes do grupo principal e 37 (60,7%) do grupo de controlo voltaram a apresentar um estado ECOG - 1. Estes doentes podiam efetuar um trabalho sedentário ligeiro, mas não podiam realizar trabalhos pesados. 1 (1,6%) doente do grupo de controlo com um estado ECOG - 2 pontos não podia trabalhar, mas era capaz de cuidar de si próprio. Estes resultados demonstram claramente que a intervenção cirúrgica é a forma mais eficaz de melhorar a qualidade de vida.

contribuiu para a melhoria do desempenho dos doentes na atividade física normalizada e moderada em ambos os grupos de estudo, mas esta tendência positiva foi visivelmente mais acentuada no grupo principal em comparação com o grupo de controlo. Quando estes resultados foram analisados estatisticamente, também se registou uma dinâmica positiva nos índices (Tabelas 41-42).

Tabela 41. - Resultados da análise estatística dos indicadores do estado ECOG dos doentes dos grupos estudados após a cirurgia (Me [25q; 75q])

Estado ECOG	Grupo principal (n =108)	Grupo de controlo (n = 61)	P
	0 [0; 1,0]	1,0 [0; 1,0]	=0,0008 (<0,001; Z =-3,3)

Nota: p - significância estatística da diferença entre os grupos principal e de controlo (pelo critério U de Mann-Whitney).

Tabela 42. - Resultados da análise dos indicadores do estado ECOG dos doentes dos grupos estudados após a cirurgia por parâmetros qualitativos (%)

Estado ECOG	Grupo principal (n =108)	Grupo de controlo (n = 61)	P

0	63,9% (69)	37,7% (23)	=0,0010 (<0,01; X^2 =10,8)
1	36,1% (39)	60,7% (37)	=0,0021 (<0,01; /J =9,5)
2	0	1,6% (1)	
3	0	0	

[2]Nota: p - significância estatística da diferença entre os grupos principal e de controlo (pelo critério da % de Pearson).

Como resultado, conseguimos alterar o estado ECOG dos doentes de ECOG-1, 2 baixo para ECOG-0 em 69 (63,9%) doentes do grupo principal e 23 (37,7%) do grupo de controlo. Havia 39 (36,1%) doentes com um estado ECOG-1 relativamente baixo no grupo principal e 37 (60,7%) no grupo de controlo. Estas diferenças foram estatisticamente significativas (P < 0,05).

Observámos que 100 (92,5%) doentes do grupo principal e 47 (77,0%) do grupo de controlo preencheram os questionários de qualidade de vida EORTC-QLQ-H&N-35 no dia anterior ao pré-operatório e no pós-operatório. A informação clínica foi extraída dos registos médicos. Os resultados da análise estatística dos questionários nos grupos principal e de controlo estão resumidos comparativamente na Tabela 43.

Quadro 43 - Resultados da análise comparativa análise estatística dos resultados dos questionários pré-operatórios dos pacientes dos grupos principal e de controlo

Sintomas	Grupo principal (n = 100)	Grupo de controlo (n = 47)	P
Dor	41,7 [29,2; 66,7]	41,7 [25,0; 58,3]	=0,2466 (>0,05; Z =1,2)
Perturbação da deglutição	16,7 [8,3; 25,0]	25,0 [8,3; 33,3]	=0,0152 (<0,05; Z =-2,4)
Perturbação do olfato e da sensibilidade gustativa	16,7 [16,7; 33,3]	33,3 [16,7; 50,0]	=0,0015 (<0,01; Z =-3,3)
Perturbação da fala	44,4 [22,2; 44,4]	55,6 [33,3; 66,7]	=0,0008 (<0,001; Z =-3,4)

	50,0 [41,7; 66,7]	66,7 [50,0; 75,0]	=0,0023 (<0,01; Z =-3,1)
Dificuldade em comer			
Funcionamento social	56,7 [46,7; 66,7]	73,3 [53,3; 80,0]	=0,0010 (<0,001; Z =-3,3)
Desejo sexual	0	0	-
Problemas dentários	66,7 [33,3; 66,7]	66,7 [33,3; 66,7]	=0,4157 (>0,05; Z =-0,9)
Restrição da abertura da boca	33,3 [33,3; 66,7]	33,3 [33,3; 33,3]	=0,0750 (>0,05; Z =1,9)
Boca seca	33,3 [16,7; 66,7]	33,3 [33,3; 66,7]	=0,6296 (>0,05; Z =-0,5)
Viscosidade da saliva	33,3 [33,3; 66,7]	33,3 [33,3; 66,7]	=0,5387 (>0,05; Z =0,7)
Tosse	0	0 [0; 33,3]	-
Sentir-se doente	66,7 [66,7; 100,0]	100,0 [66,7; 100,0]	=0,0052 (<0,01; Z =-3,1)
Gestão da dor	0	0	
Aditivos alimentares	100,0 [100,0;100,0]	100,0 [0; 100,0]	=0,0373 (<0,05; Z =3,0)
Sonda nasogástrica	100,0 [100,0;100,0]	0 [0; 100,0]	=0,0000 (<0,001; Z =8,3)
Perda da capa	0	0	
Aumento de peso	100,0 [100,0; 00,0]	100,0 [100,0;100,0]	=0,9127 (>0,05; Z =0,5)

Nota: p - significância estatística da diferença entre os grupos principal e de controlo (pelo critério U de Mann-Whitney). (Me [25q; 75q])

Assim, depreende-se desta tabela que, antes da cirurgia, os pacientes de ambos os grupos não diferiam significativamente quanto ao nível de comprometimento dos parâmetros de QV. Destes, a intensidade da dor, o uso de analgésicos, a dificuldade em mastigar alimentos duros, a falta de dentes, o trismo dos músculos mastigatórios, a sensação de boca seca e a viscosidade da saliva e a perda de peso, encontravam-se ao mesmo nível nos doentes de ambos os grupos antes da cirurgia. Apesar disso, o questionário revelou algumas diferenças estatisticamente significativas na intensidade de um ou outro sintoma mais acentuado no grupo

grupo de controlo. Assim, as dificuldades com o ato de engolir, o olfato, a fala, a alimentação na comunidade, o contacto social e a sensação geral de doença prevaleceram nos doentes do grupo de controlo. As análises comparativas dos resultados dos questionários em ambos os grupos após a cirurgia estão resumidas em quartis medianos na Tabela 44.

Quadro 44   . - Resultados da análise comparativa análise estatística dos resultados do questionário dos doentes dos grupos principal e de controlo após a cirurgia (Me [25q; 75q])

Sintomas	Grupo principal (n =100)	Grupo de controlo (n =47)	P
Dor	8,3 [8,3; 16,7]	33,3 [25,0; 50,0]	=0,0000 (<0,001; Z =-7,6)
Perturbação da deglutição	8,3 [0; 8,3]	25,0 [8,3; 33,3]	=0,0000 (<0,001; Z =-6,1)
Diminuição do olfato e da sensibilidade gustativa	16,7 [0; 3,3]	33,3 [16,7; 50,0]	=0,0000 (<0,001; Z =-4,8)
Perturbação da fala	22,2 [11,1; 22,2]	55,6 [33,3; 66,7]	=0,0000 (<0,001; Z =-7,2)
Dificuldade em comer	25,0 [25,0; 33,3]	66,7 [50,0; 75,0]	=0,0000 (<0,001; Z =-7,5)
Funcionamento social	26,7 [20,0; 33,3]	73,3 [53,3; 80,0]	=0,0000 (<0,001; Z =-7,9)
Desejo sexual	0	0	
Problemas dentários	66,7 [33,3; 66,7]	66,7 [33,3; 66,7]	=0,0533 (>0,05; Z =-2,1)
Restrição da abertura da boca	33,3 [0; 33,3]	33,3 [33,3; 33,3]	=0,0012 (<0,01; Z =-3,6)
Boca seca	0 [0; 33,3]	33,3 [33,3; 66,7]	=0,0000 (<0,001; Z =-6,8)
Viscosidade da saliva	0 [0; 33,3]	33,3 [33,3; 66,7]	=0,0000 (<0,001; Z =-5,8)
Tosse	0 [0; 33,3]	0 [0; 33,3]	=0,1007 (>0,05; Z =-2,0)
Sentir-se doente	33,3 [33,3; 33,3]	100,0 [66,7; 100,0]	=0,0000 (<0,001; Z =-8,3)
Gestão da dor	100,0 [100,0; 100,0]	0	
Aditivos alimentares	100,0 [0; 100,0]	100,0 [0; 100,0]	=0,8143 (>0,05; Z =0,3)
Sonda nasogástrica	0 [0; 100,0]	0 [0; 100,0]	=0,7492 (>0,05; Z

			=-0,4)
Perda de peso	0 [0; 100,0]	0	
Aumento de peso	100,0 [100,0; 100,0]	100,0 (inalterado)	

Nota: p - significância estatística da diferença entre os grupos principal e de controlo (pelo critério U de Mann-Whitney).

Esta análise mostra que houve alterações estatisticamente significativas na intensidade da dor, na dificuldade de deglutição, no olfato e paladar, na abertura livre da boca, na xerostomia, na viscosidade salivar, na fala, na alimentação em locais públicos, no contacto social e na sensação de dor geral entre os grupos de doentes após a cirurgia.

Tendo estudado em pormenor estas alterações dentro dos grupos de estudo, verifica-se que, de uma forma geral, conseguimos fazer ajustes positivos em quase todos os parâmetros da QV dos doentes do grupo principal (Tabela 45).

Tabela 45. - Análise estatística dos resultados do questionário dos pacientes do grupo principal antes e depois da cirurgia (Me [25q; 75q])

Sintomas	Antes da cirurgia (n =100)	Após a cirurgia (n =99)	P
Dor	41,7 [29,2; 66,7]	8,3 [8,3; 16,7]	=0,0000 (<0,001; Z =8,0)
Perturbação da deglutição	16,7 [8,3; 25,0]	8,3 [0; 8,3]	=0,0000 (<0,001; Z =5,2)
Perturbação do olfato e da sensibilidade gustativa	16,7 [16,7; 33,3]	16,7 [0; 3,3]	=0,0044 (<0,01; Z =2,8)
Perturbação da fala	44,4 [22,2; 44,4]	22,2 [11,1; 22,2]	=0,0000 (<0,001; Z =6,9)
Dificuldade em comer	50,0 [41,7; 66,7]	25,0 [25,0; 33,3]	=0,0000 (<0,001; Z =7,7)
Funcionamento social	56,7 [46,7; 66,7]	26,7 [20,0; 33,3]	=0,0000 (<0,001; Z =8,0)
Desejo sexual	0	0	
Problemas dentários	66,7 [33,3; 66,7]	66,7 [33,3; 66,7]	=0,7222 (>0,05; Z =0,4)
Restrição da abertura da	33,3 [33,3;	33,3 [0; 33,3]	=0,0000 (<0,001; Z

boca	66,7]		=5,8)
Boca seca	33,3 [16,7; 66,7]	0 [0; 33,3]	=0,0000 (<0,001; Z =6,5)
Viscosidade da saliva	33,3 [33,3; 66,7]	0 [0; 33,3]	=0,0000 (<0,001; Z =6,6)
Tosse	0	0 [0; 33,3]	
Sentir-se doente	66,7 [66,7; 100,0]	33,3 [33,3; 33,3]	=0,0000 (<0,001; Z =7,5)
Gestão da dor	0	100,0 [100,0;100,0]	-
Aditivos alimentares	100,0 [100,0; 100,0]	100,0 [0; 100,0]	=0,0021 (<0,01; Z =3,1)
Sonda nasogástrica	100,0 [100,0; 100,0]	0 [0; 100,0]	=0,0000 (<0,001; Z =7,2)
Perda de peso	0	0 [0; 100,0]	
Aumento de peso	100,0 [100,0; 100,0]	100,0 [100,0; 100,0]	=0,1088 (>0,05; Z =1,6)

Nota: p - significância estatística da diferença entre os indicadores antes e depois da cirurgia (critério T de Wilcoxon).

Todos os pacientes do grupo principal relataram alterações positivas estatisticamente significativas no grau de gravidade dos sintomas da doença. Os problemas dentários e as alterações do peso corporal mantiveram-se inalterados, o que deve ser tido em conta na gestão futura dos doentes deste contingente. Analisámos também os resultados do questionário no grupo de controlo antes e depois da cirurgia (Tabela 46).

Tabela 46. - Análise estatística dos resultados do questionário dos doentes do grupo de controlo antes e depois da cirurgia (Me [25q; 75q])

Sintoma	Antes da cirurgia (n =47)	Após a cirurgia (n =46)	P
Dor	41,7 [25,0; 58,3]	33,3 [25,0; 50,0]	=0,6891 (>0,05; Z =0,4)
Perturbação da deglutição	25,0 [8,3; 33,3]	25,0 [8,3; 33,3]	=0,2604 (>0,05; Z =1,1)
Perturbação do olfato e da sensibilidade gustativa	33,3 [16,7; 50,0]	33,3 [16,7; 50,0]	=0,8886 (>0,05; Z =0,1)
Perturbação da fala	55,6 [33,3; 66,7]	55,6 [33,3; 66,7]	=0,7299 (>0,05; Z =0,3)

Dificuldade em comer	66,7 [50,0; 75,0]	66,7 [50,0; 75,0]	=0,9750 (>0,05; Z =0,0)
Funcionamento social	73,3 [53,3; 80,0]	73,3 [53,3; 80,0]	=0,5563 (>0,05; Z =0,6)
Desejo sexual	0	0	
Problemas dentários	66,7 [33,3; 66,7]	66,7 [33,3; 66,7]	=0,5286 (>0,05; Z =0,6)
Restrição da abertura da boca	33,3 [33,3; 33,3]	33,3 [33,3; 33,3]	=0,5002 (>0,05; Z =0,7)
Boca seca	33,3 [33,3; 66,7]	33,3 [33,3; 66,7]	=0,7531 (>0,05; Z =0,3)
Viscosidade da saliva	33,3 [33,3; 66,7]	33,3 [33,3; 66,7]	=0,5337 (>0,05; Z =0,6)
Tosse	0 [0; 33,3]	0 [0; 33,3]	=0,5286 (>0,05; Z =0,6)
Sentir-se doente	100,0 [66,7; 100,0]	100,0 [66,7; 100,0]	=0,7989 (>0,05; Z =0,2)
Gestão da dor	0	0	
Aditivos alimentares	100,0 [0; 100,0]	100,0 [0; 100,0]	=1,0000 (>0,05; Z =0)
Sonda nasogástrica	0 [0; 100,0]	0 [0; 100,0]	=0,3454 (>0,05; Z =0,9)
Perda de peso	0	0	-
Aumento de peso	100,0 [100,0; 100,0]	100,0 (sem variação)	-

Nota: p - significância estatística da diferença entre os indicadores antes e depois da cirurgia (critério T de Wilcoxon).

Assim, a qualidade de vida medida pelo questionário EORTC QLQ-H&N-35 não mostrou diferenças significativas entre os diferentes grupos de pacientes no pré-operatório. No entanto, no pós-operatório, em geral, os doentes do grupo principal que foram submetidos a reconstrução com retalhos pediculares arterializados relataram uma melhor qualidade de vida em comparação com o grupo de controlo. Além disso, os resultados mostraram que os doentes dos dois grupos tinham pontuações relativamente elevadas no funcionamento físico, no funcionamento do papel e na qualidade de vida global, enquanto tinham pontuações mais baixas no funcionamento emocional e cognitivo. Entre os sintomas, os sintomas mais incómodos no grupo principal foram a dor, a mastigação associada à falta de dentes, enquanto no grupo de controlo, a dor, os sentidos do olfato e do paladar, a falta de dentes, os problemas de contacto social na comunidade e uma sensação geral de dor foram os sintomas mais incómodos.

4.3. Resultados funcionais e estéticos imediatos e análises de sobrevivência dos pacientes

É de salientar que a incidência de complicações pós-operatórias no cancro da cabeça e do pescoço localmente avançado, em resultado de um tratamento combinado e complexo, continua a ser elevada, situando-se entre 70-95%. Há uma série de factores que contribuem para a ocorrência de complicações pós-operatórias. A incidência de complicações pós-operatórias depende diretamente do volume da operação realizada, que em operações típicas é de até 20%, e em variantes combinadas alargadas atinge até 75%.

Um fator importante que contribui para a ocorrência de complicações pós-operatórias é a duração do tempo de intervenção cirúrgica, cujo valor médio difere nos grupos estudados. Calculámos a duração do tempo de intervenção cirúrgica nos grupos comparados e a análise estatística dos resultados é apresentada na Figura 56.

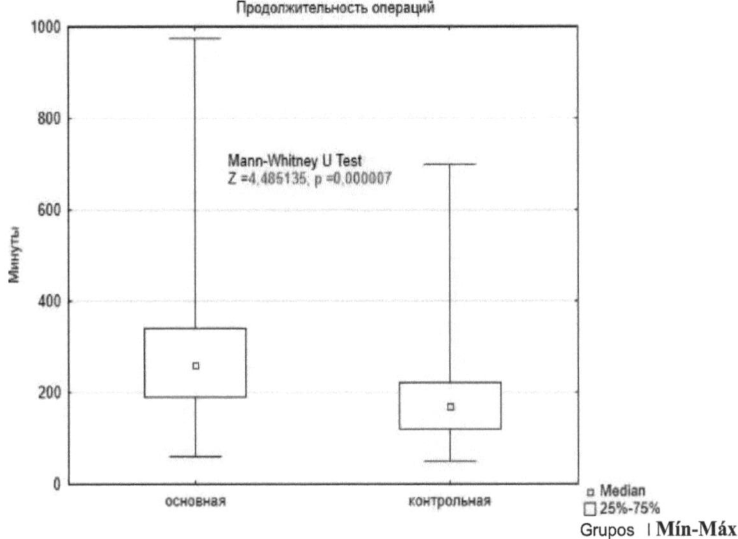

Figura 56. Duração da cirurgia nos grupos principal e de controlo em minutos (p < 0,001 pelo critério U de Mann-Whitney) (Me [25q; 75q])

Como se pode observar na Figura 56, no grupo principal, a duração média da operação foi de 190 a 340 minutos, enquanto no grupo de controlo foi de 120 a 230 minutos. Isto explica-se pelo facto de, no grupo principal, a par da fase de ressecção do tumor e da cirurgia das vias de metástases regionais, ter sido também realizada a fase de reconstrução com retalho numa só fase.

As complicações pós-operatórias e as medidas para as prevenir desempenham um papel importante na avaliação dos resultados das cirurgias reconstrutivas e de reconstrução. Existem complicações pós-operatórias gerais e locais. Nas complicações gerais, consideramos as complicações inespecíficas associadas ao esgotamento das reservas funcionais e à diminuição da reatividade do organismo do doente - anemia, deficiência nutricional, perda de peso até caquexia, exacerbação de doença crónica concomitante.

As complicações locais específicas relacionadas com a ferida e o retalho pós-operatórios dependem diretamente das capacidades regenerativas e do estado dos tecidos do organismo dos doentes, bem como dos métodos de tratamento previamente recebidos. Todas estas complicações são clinicamente significativas para os doentes e podem afetar negativamente os resultados do tratamento dos doentes e a sua qualidade de vida. Por conseguinte, o desenvolvimento de medidas para a prevenção das complicações enumeradas que surgem após as cirurgias do cancro da cabeça e do pescoço localmente avançado exige o estudo dos factores que contribuem para a sua ocorrência. No nosso trabalho, as complicações foram observadas em ambos os grupos e correlacionadas diretamente com o estádio do processo tumoral (Tabela 47).

Tabela 47. - Frequência das complicações pós-operatórias nos grupos estudados, consoante os estádios da doença

Complicações relatadas	Estádio da doença		Total n, (%)	P
	III	IV		
Grupo principal (n = 108)	13 (12,0%)	28 (25,9%)	41 (37,9%) $p=0$,010 (/2=6,774)	0.647 (/2 =0,210)
Grupo de controlo (n = 61)	4 (6,5%)	17 (27,9%)	21 (34,4%) $p=0$,005 (/2=9,721)	
	$p=0$.384 (/2=0,759)	0.784 (/2=0,075)		

²Nota: p - significância estatística da diferença entre os indicadores dos grupos principal e de controlo (pelo critério da % de Pearson).

Os dados da Tabela 47 mostram que, em ambos os grupos de doentes estudados, as complicações se correlacionaram principalmente com a gravidade do processo tumoral e foram mais prevalentes no estádio IV do que no estádio III, sendo 25,9% versus 12,0% no grupo principal (aumento de duas vezes), e 27,9% versus 6,5% (aumento de 4 vezes) no grupo de controlo.

Tabela 48. - Distribuição dos pacientes pela natureza e frequência de complicações específicas nos <u>grupos</u> estudados

Natureza das complicações locais		Grupo principal n = 108, (%)	Grupo de controlo n = 61, (%)	P
Separação de costuras		-	19 (31,1%)	-
Necrose do retalho	regional	6 (5,5%)	2 (3,3%)	0,771
	parcial	24 (22,2%)	-	<0,001
	completo	11 (10,2%)	-	-
Total		41 (37,9%)	21 (34,4%)	0,647

[2]Nota: p - significância estatística da diferença entre os indicadores dos grupos principal e de controlo (pelo critério da % de Pearson).

Ao analisar os resultados do tratamento (Tabela 48), chamou-se a atenção para o número relativamente elevado de complicações locais que podem afetar a evolução pós-operatória da doença e a reabilitação dos doentes com cancro da cabeça e pescoço localmente avançado.

1. A supuração da ferida e a divergência de sutura no retalho e/ou na área dadora estão normalmente associadas, em primeiro lugar, à contaminação da área em redor da lesão tumoral, ao estado oncológico e nutricional geral e podem também ser consequência da violação dos princípios de assepsia durante a fase de colheita do retalho e de sutura dos bordos separados da ferida. De acordo com os autores holandeses, a frequência de complicações pós-operatórias varia entre 22% em doentes normalmente nutridos e 56% em doentes com índice de massa corporal reduzido. Este facto tem como consequência o prolongamento do tempo de hospitalização dos doentes.

No nosso estudo, a frequência deste tipo de complicações foi observada em 31,1% dos casos no grupo de controlo. É de salientar que a frequência relativamente elevada deste tipo de complicações no grupo de controlo se deve, muito provavelmente, à tensão dos bordos da ferida como consequência de uma grande diástase dos bordos do defeito formado.

2. A formação de orostomas e de fístulas de lentidão é um fenómeno bastante comum em cirurgia oral, que é causado pela ação da saliva e da microflora oral. Foram observados 11,2% no total da coorte, dos quais 9 (8,3%) casos foram observados no grupo principal, e com quase o dobro da frequência em 10 (16,4%) casos no grupo de controlo.

3. Necrose marginal e/ou parcial do retalho, ou seja, perda de viabilidade do enxerto que afecta as extremidades distais dos retalhos sob a forma de necrose das áreas marginais da almofada de pele, não superior a 60%. No nosso estudo, a complicação sob a forma de necrose marginal do retalho foi observada em 5,5% dos doentes do grupo principal e 3,3% do grupo de controlo, 7 (6,5%) do grupo principal e 2 (3,3%) doentes do grupo de controlo. A necrose parcial do retalho foi registada em 24 (22,2%) doentes do grupo principal. Estes doentes foram submetidos a medidas conservadoras para evitar o desenvolvimento de necrose.

4. Necrose completa do retalho - necrose total de mais de 60% de todas as camadas da parte ativa do retalho (pele, tecido subcutâneo, fáscia, músculo) envolvidas na reposição do defeito pós-operatório formado. Uma complicação formidável desta categoria foi observada em 11 (10,2%) casos nos doentes do grupo principal. Nestes casos, a fim de evitar o desenvolvimento de outras complicações purulentas-infecciosas, procedemos à necrectomia, que na maioria dos casos foi realizada entre o quarto e o sétimo dia após a cirurgia.

5. A hemorragia e o hematoma na área do retalho são

complicações pós-operatórias precoces e tardias. A hemorragia precoce ocorre em resultado da hemostase insuficiente da ferida durante a cirurgia, bem como devido ao deslizamento do vaso ligado. A hemorragia tardia é uma consequência das alterações pós-radiação dos tecidos da cabeça e do pescoço, das alterações necróticas purulentas e da erosão dos vasos principais. Estas complicações ocorreram em 2 (1,2%) casos - 1 caso em cada grupo (0,9% e 1,6%), respetivamente, o que provocou intervenções cirúrgicas repetidas.

Para além das complicações específicas, foram também registadas complicações gerais: a exacerbação da doença crónica concomitante foi registada em 5 (4,6%) casos no grupo principal e em 5 (8,2%) no grupo de controlo. A frequência das complicações em função do método de tratamento é apresentada na Tabela 49.

Tabela 49. - Frequência das complicações pós-operatórias em função das tácticas de tratamento (n = 169)

Tácticas de tratamento	Grupo de base	Grupo de controlo	P	P total	(%)
hlt + Operação	12	8	0,890	20 (32,2%)	
LT + Cirurgia	8	7	0,541	15 (24,2%)	42 (24,9%)
XT + Cirurgia	7	-	-	7 (11,3%)	
Cirurgia + LT	5	4	0,858	9 (14,5%)	
Cirurgia + XT	4	1	0,774	5 (8,1%)	20 (11,8%)
Funcionamento	5	1	0,565	6 (9,7%)	
Total	41	21	0,647	62 (100%)	62 (36,7%)
P					= 0,002 ($/2$=9,59)

[2]Nota: p - significância estatística da diferença entre os indicadores dos grupos principal e de controlo (pelo critério da % de Pearson).

Os estudos demonstraram uma dependência diretamente proporcional da incidência de complicações pós-operatórias em relação ao tratamento de quimiorradiação neoadjuvante previamente realizado. Isto explica-se pelo facto de o efeito da radiação ionizante afetar negativamente a microcirculação e os processos de regeneração-restauração nos tecidos em redor do tumor. Os dados da Tabela 49 mostram claramente que, entre os doentes dos grupos principal e de controlo que receberam radioterapia pré-operatória e/ou quimiorradioterapia na primeira fase, as complicações foram observadas duas vezes mais (67,7% vs. 32,2%) do que nos doentes que foram submetidos a cirurgia na primeira fase, o que dita a necessidade de transferir a fase cirúrgica do tratamento antes da quimiorradioterapia. Foi também efectuada uma análise comparativa da incidência de complicações purulinonecróticas pós-operatórias no grupo principal (n=108) de doentes divididos de acordo com o princípio temporal em subgrupos retrospectivos e prospectivos (Tabela 50).

Tabela 50. - Frequência das complicações pós-operatórias no subgrupo retrospetivo e prospetivo de doentes do grupo principal (n=108)

Grupos de estudo	Grupo retrospetivo (n = 44)	Grupo prospetivo (n = 64)	Total
Específico complicações	21 (47,7%)	20 (31,2%)	41
	[2]p = 0,083 (x =3,006)		(100%)

[2]Nota: *p* - significância estatística da diferença entre os indicadores dos grupos principal e de controlo (pelo critério da % de Pearson).

Complicações da cirurgia reconstrutiva-reconstrutiva
As operações foram analisadas no modelo do grupo principal (n=108) de doentes, dos quais 64 (59,3%) eram 204
foram tratados prospectivamente, e 44 (40,7%) - retrospetivamente. A incidência de complicações necróticas purulentas no subgrupo prospetivo foi de 20 (31,2%), e no subgrupo retrospetivo - 21 (47,7%). Os resultados obtidos mostram que conseguimos reduzir as complicações pós-operatórias em 16,5%. Isto indica que as medidas tomadas para prevenir complicações necróticas purulentas em todas as fases

do tratamento cirúrgico foram eficazes.

4.3.1 Resultados funcionais e estéticos

Para avaliar os resultados funcionais e estéticos do tratamento, utilizámos uma escala de 4 pontos (sob a forma de questionário), preenchida pelos doentes após a cirurgia, que foi desenvolvida colegialmente pela equipa do Departamento de Oncologia Geral do GU RONC e é utilizada na nossa instituição (Tabela 51).

Tabela 51. - Escala de avaliação dos resultados estéticos

Defeito estético	Autoestima do doente	Pontuações
Ligeiramente pronunciado	Não deficiente, não se sente à vontade para interagir com estranhos	4
Defeito visível, cicatriz, assimetria facial, pode ser completamente escondido pelo vestuário	Ligeiramente reduzido, o defeito pode ser disfarçado pelo penteado, óculos, vestuário, limites de comunicação	3
Um defeito percetível, cicatrizes, assimetria, impossível de esconder com roupas. Mascarado com uma ligadura	Reduzido, usar corretor na rua e em casa, evitar o contacto com estranhos	2
Defeito significativo, assimetria, não pode ser completamente escondido com uma ligadura	Perturbado, uso constante de uma ligadura de máscara, tenta não sair de casa	1

Os dados obtidos pelo questionário permitem-nos ter em conta a presença de dor após a cirurgia, a abertura livre da boca, a mastigação, a deglutição, a fala, a capacidade de voltar ao trabalho anterior, bem como a avaliação subjectiva global do doente sobre o resultado da cirurgia (Tabelas 52, 53).

Quadro 52. - Perceção dos resultados da operação

Perceção dos resultados da operação	Pontuações	Grupo principal n = 108 (%)	Grupo de controlo n = 61 (%)	P
É bom	4	35 (32,4)	2 (3,3)	<0.001
Satisfatório	3	40 (37,0)	8 (13,1)	0.002
Relativamente satisfatório	2	27 (25,0)	43 (70,5)	<0,001
Não satisfatório	1	4 (3,7)	8 (13,1)	0.049

Foram observados resultados funcionais bons e satisfatórios em 69,4% dos doentes do grupo principal e em 16,6% do grupo de controlo.

Tabela 53. - Resultados estéticos

Avaliação dos resultados estéticos	Pontuações	Grupo principal n = 108 (%)	Grupo de controlo n = 61 (%)	P
É bom	4	20 (18,5)	2 (3,3)	0.010
Satisfatório	3	50 (46,3)	7 (11,5)	<0,001
Relativamente satisfatório	2	31 (28,7)	41 (67,2)	<0,001
Não satisfatório	1	7 (6,5)	11 (18,0)	0.038

Em termos estéticos, foram obtidos resultados bons e satisfatórios no grupo principal em 64,8% dos pacientes e no grupo de controlo em 14,8%.

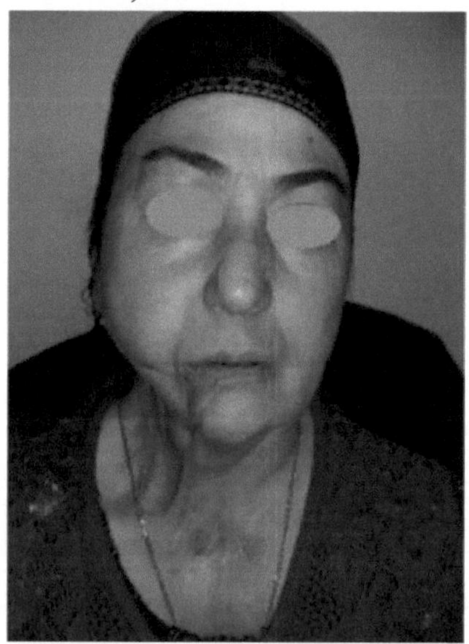

Figura 57. - Paciente N., nascido em 1965. Diagnóstico: Cancro da membrana mucosa do processo alveolar da

mandíbula do lado direito, estádio T4N0M0IV. Estado após a cirurgia (setembro de 2012).

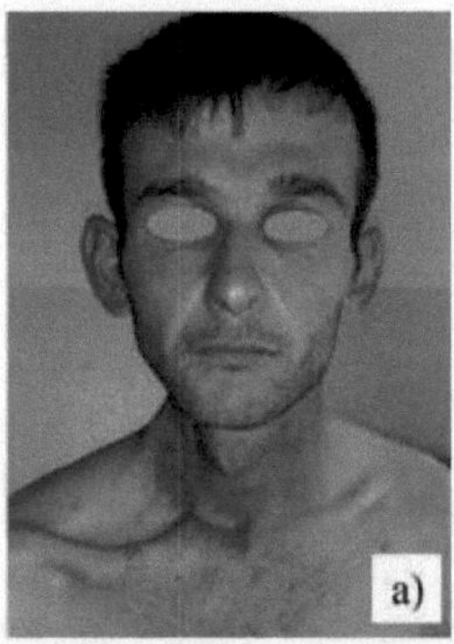

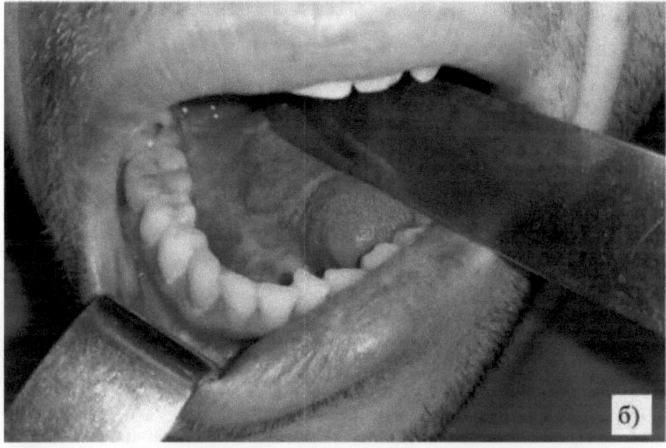

Figura 58. a) - Doente Sh., 33 anos, diagnóstico: Cancro da língua lateral direita T3N1M0, estado após 2 cursos de PCT e cirurgia - Traqueostomia. FFICC no lado direito. Hemiglosectomia do lado direito. Plastia do defeito com um retalho músculo-esquelético complexo sobre o músculo cieatelar. (fevereiro de 2012) b) estado local sem sinais de recidiva

Para calcular as taxas de sobrevivência global observadas, seguimos o destino de todos os doentes incluídos no grupo de estudo através de um acompanhamento ativo e passivo. O seguimento ativo incluiu dados de exames de seguimento telefónicos e exames de dispensários. O seguimento passivo baseou-se em dados provenientes de testemunhos de familiares próximos e de certidões de óbito de doentes registados.

O ponto de partida foi a data de verificação do diagnóstico dos doentes e o ponto de chegada foram os dados do óbito com especificação da sua causa. Na análise destes últimos, incluímos também os óbitos não relacionados com o processo tumoral, ou seja, patologia cardiovascular intercorrente (concomitante) grave, que contribuiu para o encurtamento da vida dos doentes e se tornou 208

As razões para a obtenção não afectaram a diminuição das taxas de resultados a longo prazo. Apesar disso, os nossos dados são bastante comparáveis com os dados da literatura. A sobrevivência global observada no grupo principal e no grupo de controlo de doentes foi medida em intervalos de 1, 3, 5 e 10 anos. O gráfico de sobrevivência de Kaplan-Meier demonstra claramente que a sobrevivência global observada e a esperança de vida dos doentes no grupo principal foi significativamente superior à do grupo de controlo, cuja magnitude foi estatisticamente significativa (Figura 59).

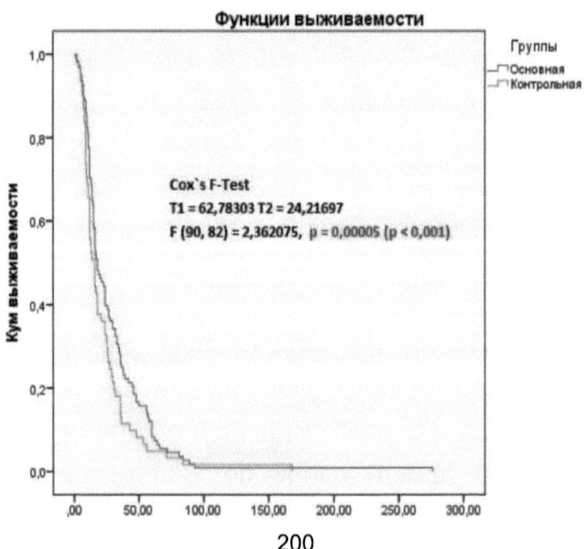

Tempo (meses)

Figura 59. - Sobrevivência Kaplan-Meier dos doentes nos grupos principal e de controlo (p<0,001 pelo critério F de Cox)

Assim, a sobrevivência observada a um ano nos grupos principal e de controlo foi de (96,1% vs. 79,9%), a sobrevivência a três anos foi de 62,2% vs. 33,7% e a sobrevivência a 5 anos foi de 33,5% vs. 13,3% (Tabela 54).

Tabela 54. - Sobrevivência global observada a 1, 3 e 5 anos dos doentes nos grupos principal e de controlo

Sobrevivência dos doentes	Grupo principal %, (n)	Grupo de controlo %, (n)	P
1 ano	96,1% (89)	79,9% (49)	0,738
3 anos de idade	62,2% (58)	33,7% (21)	0,016
5 anos de idade	35,5% (33)	13,3% (8)	0,019

[2]Nota: p - significância estatística da diferença entre os indicadores dos grupos principal e de controlo (pelo critério da % de Pearson).

Tabela 55. - Tempos de sobrevivência médios e medianos dos doentes nos grupos principal e de controlo

grupos	Média			Mediana		
	Tempo, meses.	Intervalo de confiança de 95%		Tempo, meses.	Intervalo de confiança de 95%	
		Limite inferior	Limite superior		Limite inferior	Limite superior
Básico	29,2	23,255	35,238	18,0	12,776	23,224
Controlo	22,9	16,689	29,223	16,0	11,655	20,345
Total	26,9	22,517	31,435	16,5	14,623	18,377

Como se pode ver nas Tabelas 54 e 55, existe uma diferença significativa nas taxas de sobrevivência nos grupos principal e de controlo. As nossas observações clínicas e os dados da literatura estabeleceram que as recidivas e metástases do cancro da cabeça e do pescoço ocorrem principalmente no primeiro ano após a cirurgia, o que constitui um fator de mau prognóstico. Consequentemente, a taxa de sobrevivência dos doentes do grupo principal após 1 ano a 3 anos diminuiu de

96,1% para 62,2% (uma diferença de 33,9%) e, no grupo de controlo, esta taxa variou de 79,9% para 33,7% (uma diferença de 46,2%). A taxa de sobrevivência de cinco anos no grupo principal foi de 35,5%, e no grupo de controlo - 13,3%, o que é 2,7 vezes inferior à do grupo principal. Os dados acima referidos permitem avaliar a fraca taxa de sobrevivência dos doentes do grupo de controlo, que é provavelmente causada pela recusa (abstenção) da fase reconstrutiva-restauradora do tratamento cirúrgico, por ressecções económicas não radicais ou condicionalmente radicais (R1 e R+) e, consequentemente, pela elevada frequência de recorrência e metástases de tumores. A análise multivariada da relação entre a sobrevivência, a localização, o estádio do tumor e a categoria do defeito é apresentada nas Tabelas 56-58.

Tabela 56. - Efeito da localização do tumor na sobrevivência (n =169)

Localização	Rácio de probabilidade (OR)	Intervalo de confiança de 95%		P	Nota
		inferior	superior		
Laringe	-	-	-	-	2 pacientes
Tiroide.	-	-	-	-	1 paciente
Coberturas de pele	0,977	0,459	2,081	=0,953 (B =-0,023)	U > G
Guba	0,514	0,177	1,493	=0,221 (B =-0,665)	U < G
Maxilar superior	9,143	1,167	71,658	=0,035 (B =2,213)	U > G
AHF	1,260	0,224	7,082	=0,793 (B =0,231)	U > G
Bochecha	2,198	0,828	5,834	=0,114 (B =0,788)	U > G
Língua	0,640	0,264	1,551	=0,232 (B =-0,446)	U > G
AHNCH	0,729	0,346	1,537	=0,407 (B =-0,316)	U > g
RDP	1,101	0,309	3,917	=0,882 (B =0,096)	U > g

Nota: OR - odds ratio; AOVCH - processo alveolar da maxila; AONCH

- processo alveolar da mandíbula; DPR - assoalho da cavidade oral; U - falecidos, L - sobreviventes. ^2p - significância estatística da diferença entre os indicadores dos grupos principal e controlo (pelo critério da % de Pearson).

A localização do tumor na maxila teve um impacto negativo na sobrevivência dos doentes (OR = 9,143, IC 1,16771,658, p=0,035). As outras localizações - pele, tumores do lábio, processo alveolar do maxilar superior e inferior, bochecha, língua e pavimento da cavidade oral - não afectaram a taxa de sobrevivência dos doentes (p>0,05).

Uma análise do efeito do estádio do tumor na sobrevivência é apresentada na Tabela 57.

Tabela 57. - Probabilidade de influência do estádio da doença na taxa de sobrevivência

Estadio do tumor	Rácio de probabilidade (OR)	Intervalo de confiança de 95%		P	Nota
		inferior	superior		
II	0,354	0,130	0,967	=0,043 (B =-1,038)	U < G
III	1,176	0,600	2,306	=0,637 (B =0,162)	U > g
IV	1,317	0,704	2,646	=0,389 (B =0,275)	U > g

Nota: D - mortos, L - sobreviventes; OR - odds ratio. ^{2}p - significância estatística da diferença entre os indicadores dos grupos principal e de controlo (pelo critério da % de Pearson).

Verificou-se uma correlação positiva entre o estádio II da doença e a sobrevivência (OR = 0,354, IC 0,130-0,967, p=0,043). Os outros estadios (III-IV) apresentaram um risco elevado de diminuição da sobrevivência, com um valor de p estatisticamente insignificante (p=0,637, p=0,389).

Tabela 58. - Probabilidade de influência da categoria do defeito na sobrevivência (n=169)

Categoria de defeitos	Rácio de probabilidade	Intervalo de confiança de 95%		p	resultado

	(OR)	inferior	superior		
I	0,977	0,459	2,081	=0,953 (B =-0,023)	U > G
II	1,074	0,552	2,090	=0,834 (B =0,071)	U > g
III	1,622	0,487	5,405	=0,431 (B =0,484)	U > g
IV	-	-	-	-	3 pacientes no total

Nota: D - mortos, L - sobreviventes; OR - odds ratio. ^{2}p - significância estatística da diferença entre os indicadores dos grupos principal e de controlo (pelo critério da % de Pearson).

Também não houve resultados estatisticamente significativos para o efeito da categoria do defeito pós-operatório na sobrevivência do paciente (p > 0,05) (Tabela 58).

CONCLUSÃO

O cancro de células escamosas representa cerca de 90-95%, ocupando o sexto lugar entre os tumores malignos dos órgãos da cabeça e do pescoço ou 7% na estrutura geral de morbilidade das neoplasias malignas humanas e encontra-se entre as dez formas mais frequentes.

Desenvolve-se mais frequentemente a partir do epitélio da pele e das membranas mucosas (cavidade oral, seios nasais, naso-orofaringe e laringe). Dependendo da localização, tem uma evolução clínica diversa, que na maioria dos casos é difícil de tratar e se caracteriza por elevadas taxas de mortalidade e incapacidade. O número de novos casos detectados pela primeira vez todos os anos também está a aumentar, dos quais até 65-75% são formas localmente avançadas, ou   seja, localmente disseminadas.

fases avançadas. Nestes casos, as melhores tácticas de tratamento são métodos combinados e complexos, entre os quais a intervenção cirúrgica ocupa um lugar especial. Apesar da multimodalidade do tratamento, a incidência de recidiva loco-regional do carcinoma espinocelular da cabeça e do pescoço continua a ser elevada, o que intriga a utilização de novas combinações de fármacos antitumorais, fármacos direccionados e agentes imunoterapêuticos [21, 22, 31,57].

Apesar de todos os avanços no tratamento dos cancros da cabeça e do pescoço, há uma série de problemas que necessitam de ser melhorados e aperfeiçoados. Um desses problemas é a formação de defeitos pós-operatórios extensos que afectam as funções vitais do corpo dos doentes, como a fala, a mastigação, a deglutição e a respiração, bem como a descontaminação da aparência e da estética, o que, na maioria dos casos, é a razão da rejeição dos doentes ao método de tratamento proposto [24]. Assim, 214

Os principais requisitos para a cirurgia reconstrutiva em doentes com cancro da cabeça e do pescoço são a necessidade de encerrar, numa só fase, defeitos extensos com a restauração máxima da integridade anatómica e das funções dos órgãos e tecidos perdidos. O objetivo final esperado das intervenções reconstrutivas não é apenas a substituição bem sucedida dos defeitos formados, mas também a obtenção da máxima reabilitação médica, psico-emocional e social do indivíduo.

Atualmente, existem vários métodos de intervenções reconstrutivas, que são periodicamente complementados com novos métodos. A variedade de técnicas de reconstrução conhecidas, as características individuais e as preferências dos doentes oncológicos, em muitos casos, criam novos dilemas, complicando a escolha do método de reconstrução mais adequado por parte do cirurgião. Em alguns casos, estes factores servem de motivo para não realizar a fase de reconstrução.

Com o desenvolvimento e a introdução na prática clínica de métodos de cirurgia reconstrutiva com retalhos vascularizados complexos sobre um pedículo, as indicações para o tratamento cirúrgico de formas localmente avançadas de cancro da área de estudo aumentaram significativamente. Estes retalhos apresentam uma série de vantagens:

1. Falta de preocupação do cirurgião oncológico em relação à necessidade de substituição do defeito, permitindo a cirurgia radical.

2. Os defeitos são reparados em simultâneo com a excisão do tumor da cabeça e do pescoço, o que reduz significativamente o tempo de tratamento dos doentes.

3. A taxa de enxertia destes retalhos é elevada, sendo de 90 a 98%.

4. Ao contrário dos retalhos cutâneos livres, podem ser

utilizados na reconstrução de feridas com condições não ideais, superfícies irregulares do leito recetor, osso, cartilagem e tendão expostos.

5. A rica vascularização dos retalhos minimiza o risco de infeção da ferida e, no caso desta última, a sobrevivência do retalho não é reduzida pelo tratamento com antibióticos.

6. É possível obter uma melhor aparência estética, o que é essencial para melhorar a qualidade de vida dos doentes.

7. Por último, esta técnica é relativamente simples e não requer equipamentos e ferramentas especiais dispendiosos.

Apesar das suas vantagens, os retalhos com circulação axial têm uma série de desvantagens. Assim, a ressecção cirúrgica extensa na área da zona dadora necessária para a mobilização do tronco do retalho, a necessidade de excisão adicional de pele ao longo do bordo do leito dador para mobilização adicional, bem como a utilização de várias suturas de descarga são factores limitantes. Características estéticas e cosméticas: a diferença entre a área recetora e os tecidos circundantes (direção do crescimento do pelo, cor e comprimento do pelo, presença de tecido glandular ou espessura do tecido adiposo) são factores que limitam a sua utilização.

No entanto, estão constantemente a ser acrescentados novos conhecimentos a este campo e estão a surgir relatórios mais frequentes sobre o desenvolvimento e a aplicação de novos retalhos. É extremamente importante escolher o retalho e o método de reconstrução do defeito ideais para cada doente específico, o que permitirá obter resultados funcionais e estéticos máximos e melhorar a qualidade de vida. Ao mesmo tempo, a reabilitação após a cirurgia ablativa é uma questão importante que tem de ser abordada.

Depois de analisarmos os dados disponíveis na literatura, chegámos à conclusão de que as cirurgias reconstrutivas e restauradoras de uma fase são um componente obrigatório e prioritário do tratamento combinado e complexo de doentes com cancro da cabeça e do pescoço. O nosso trabalho provou a eficácia e a conveniência de intervenções cirúrgicas reconstrutivas numa só fase, simultaneamente após a remoção do tumor maligno primário e nas vias de metástases regionais.

O objetivo do nosso trabalho foi melhorar os resultados funcionais e cosméticos das cirurgias reconstrutivas e de reconstrução de defeitos da região da cabeça e do pescoço após cirurgia oncológica.

Para atingir o nosso objetivo, definimos os seguintes objectivos:

1. Analisar a frequência de localização, a natureza e os métodos de reconstrução de defeitos após a remoção de cancros de órgãos da cabeça e do pescoço.

2. Desenvolvimento de um algoritmo para a escolha do método ótimo de plastia em função das características anatomo-topográficas dos retalhos, da localização e da categoria dos defeitos.

3. Analisar a incidência de complicações pós-operatórias de cirurgias reconstrutivas-restauradoras com utilização de retalhos de perna e desenvolver medidas para a sua prevenção.

4. Avaliar os resultados imediatos da plastia de defeitos e determinar o seu impacto na qualidade de vida e na sobrevivência dos doentes.

O nosso trabalho baseia-se em observações clínicas de 169 doentes com cancro da cabeça e pescoço localmente avançado tratados no Centro Republicano de Investigação do Cancro de 2008 a 2019. Destes, 152 doentes (89,9%) apresentavam processo tumoral localmente avançado e correspondiam aos estádios III-IV. Os homens prevaleceram significativamente sobre as mulheres - 107 (63,3%), contra 62 (36,7%).

Todos os doentes foram divididos em 2 grupos: principal (n=108) e controlo (n=61), que não diferiam em termos de sexo, idade, estádio, gravidade dos sintomas do processo oncológico, doenças concomitantes, estado socioeconómico e desempenho, bem como nível de qualidade de vida.

Os grupos principal e de controlo eram comparáveis de acordo com os critérios principais: idade dos doentes, sexo, localização e estádio do processo tumoral. O pico de morbilidade em ambos os grupos foi observado nas categorias etárias dos 45-74 anos, ou seja, prevaleceram as pessoas de meia-idade e os idosos. Das doenças concomitantes, as mais frequentes nos grupos estudados foram, respetivamente, a patologia do trato gastrointestinal (76,8% vs. 77,0%), as doenças inflamatórias dos rins e do trato urinário (65,7% e 59,0%), do sistema cardiovascular (50,0% e 39,3%), anemia de gravidade variável (31,4% e 34,4%), aparelho reprodutor (15,7% e 27,8%), aparelho endócrino (13,8% e 5,0%) e doenças infecciosas e alérgicas diversas (hepatites virais B, C, alergia polivalente) 11,1% e 8,2%. Consideramos a idade dos doentes e o seu estado somático inicial como um dos factores importantes na tomada de decisões e no desenvolvimento de tácticas de tratamento para os doentes desta coorte.

Todos os doentes foram submetidos a um tratamento combinado e complexo. A análise dos métodos de reconstrução de defeitos após a remoção do carcinoma de células escamosas dos órgãos da cabeça e do pescoço mostrou que, em ambos os grupos, após a remoção do tumor maligno, existiam defeitos de várias categorias de complexidade que exigiam uma reconstrução numa fase. A principal diferença entre os grupos de doentes residiu no volume da intervenção reconstrutiva efectuada e no enxerto utilizado para substituir os defeitos. Para o efeito, no grupo principal (n = 108), foram utilizados retalhos de pele-gordura arterializados, pele-fascial (n = 65) e pele-muscular (n = 56) sobre um pedículo. No grupo de comparação (n = 61), a restauração dos defeitos formados foi conseguida através da sutura simples dos bordos da ferida dissecada, sem utilizar os retalhos acima mencionados, ou através de enxertos de pele livres.

A localização mais frequente do cancro foi: na pele da cabeça e pescoço 21,3%, no processo alveolar da mandíbula 21,3%, na mucosa da bochecha 14,7% e na língua 13,6%. No nosso material, os tumores da cavidade oral ocuparam a posição de liderança, representando até 59,7% dos tumores na área de estudo. Os cancros do bordo vermelho dos lábios (8,9%), do maxilar superior (8,3%) e da mucosa do pavimento da cavidade oral (6,5%) tiveram uma frequência intermédia. As localizações raras foram o cancro da mucosa do processo alveolar da maxila (3,5%), o cancro da laringe (1,1%) e o cancro da tiroide (0,5%). Em termos de disseminação do tumor primário, observou-se o seguinte padrão nos grupos principal e de controlo: T2 - 12,9% vs. 13,1%, T3 - 28,7% vs. 26,2%, T4 - 58,3% vs. 60,7%, respetivamente. Nos grupos principal e de controlo, na maioria absoluta dos casos - 87% e 86,9%, respetivamente - verificou-se um processo tumoral localmente disseminado.

Foram verificadas metástases regionais no momento do tratamento em 69 doentes (78,8%), dos quais 48 (44,4%) no grupo principal e 21 (34,4%) no grupo de controlo. Em 98,2% dos casos, morfologicamente, o tumor era representado por cancro de células escamosas, tendo sido detectado cancro orogénico em 59,7% e não orogénico em 38,4% dos casos.

Os parâmetros de qualidade de vida antes e depois foram avaliados utilizando a escala de Karnofsky, a escala ECOG de 5 pontos e os questionários EORTC QLQ-H&N-35.

Desenvolvemos indicações e contra-indicações para a utilização de retalhos dermofasciais e músculo-esqueléticos vascularizados complexos com circulação sanguínea do tipo axial, dependendo da localização, da disseminação do processo tumoral e da categoria de complexidade do defeito.

Os defeitos formados após intervenções cirúrgicas foram convenientemente divididos em 4 grupos: Grupo I - defeitos não cavitários da pele, músculo e tecidos ósseos que não comunicam com cavidades - 36 (21,3%) casos; laringostomias, faringostomias - em 3 (1,7%) pacientes.

Por localização, todos os defeitos foram divididos em 3 grupos: Grupo 1 - defeitos da cavidade oral e cavidades nasais - 111 (65,6%), Grupo 2 - defeitos da pele e tecidos moles da face em 43 (38,5%) doentes, Grupo 3 - defeitos da pele da abóbada craniana e pescoço - em 15 (8,9%) doentes.

No grupo principal de doentes, a reconstrução dos defeitos numa fase foi efectuada em 103 (95,3%) casos e a plastia tardia em 5 (4,6%). No grupo de controlo, em 53 (86,9%) casos, após a excisão do tumor, os bordos do defeito foram suturados e, em 8 (13,1%) casos, os doentes foram submetidos a uma plastia mínima do defeito com tecidos locais e um retalho cutâneo livre.

Foram utilizados 132 retalhos para substituir defeitos pós-operatórios, sendo 65 (49,2%) retalhos musculoesqueléticos, dos quais 37 (56,9%) foram representados por retalho do músculo peitoral maior. Os retalhos cutâneo-fasciais e cutâneo-gordurosos foram utilizados em 56 (42,4%) casos, dos quais 32 (57,1%) foram representados pelo retalho nasolabial e 11 (8,2%) por outros tipos de retalhos. Em mais de 20 (18,5%) casos, foi realizada plastia combinada com mais de um retalho.

Em relação aos resultados por nós obtidos, consideramos que os mais óptimos para a plastia de defeitos não circunferenciais da cabeça e do pescoço são os retalhos cutâneo-gordurosos e cutâneo-fasciais, que no nosso trabalho foram utilizados em 56 (42,4%) casos, dos quais em 32 (57,1%) - foi representado pelo retalho nasolabial. Neste sentido, podemos concluir que os retalhos cutâneo-gorduroso e cutâneo-fascial nasolabiais têm uma aplicação prática preferencial na cirurgia reconstrutiva e reparadora da cabeça e pescoço.

Um total de 65 (49,2%) foram utilizados para substituir defeitos combinados na área de estudo

retalhos musculocutâneos, dos quais a maioria absoluta dos casos n=37 (56,9%) foi um retalho do músculo peitoral maior (PMM). Este número não é acidental e confirma mais uma vez os dados de vários investigadores, segundo os quais, apesar da melhoria dos métodos de reconstrução dos defeitos da cabeça e do pescoço e do aparecimento de novos retalhos revascularizados livres, o retalho do músculo peitoral maior continua a ser um "cavalo de batalha" na oncocirurgia da cabeça e do pescoço.

O nosso estudo também se centrou na influência do volume da intervenção cirúrgica nos parâmetros da qualidade de vida dos doentes. Nos grupos estudados, não se registaram diferenças no nível inicial do estado geral dos doentes, no seu desempenho e nos parâmetros de qualidade de vida, de acordo com os resultados do estudo realizado com escalas especializadas e métodos de questionário. Ao analisar estatisticamente os resultados obtidos após a operação, verificou-se, em geral, uma diminuição da gravidade dos sintomas da doença em ambos os grupos. No entanto, foram registadas alterações mais significativas nos parâmetros de qualidade de vida no grupo principal.

Conseguimos alterar o estado de desempenho dos doentes (ECOG) de baixo para ECOG-0 em 69 (63,9%) doentes do grupo principal e em 23 (37,7%) do grupo de controlo.

Nos grupos estudados antes da cirurgia, a gravidade dos sintomas do tumor maligno: sensações de dor, utilização de analgésicos, problemas de mastigação de alimentos duros, falta de dentes, trismo dos músculos mastigatórios, sensação de boca seca e viscosidade da saliva, perda de peso nos doentes de ambos os grupos antes da cirurgia estavam ao mesmo nível. E a deglutição, o olfato, a fala, os problemas de alimentação na sociedade, o contacto social e a sensação geral de doença eram predominantes nos doentes do grupo de controlo.

Após a cirurgia, ambos os grupos de doentes mostraram alterações positivas na intensidade da dor, na deglutição, nas perturbações do olfato e do paladar, na abertura livre da boca, na xerostomia, na viscosidade salivar, na fala, na alimentação em locais públicos, no contacto social e na sensação geral de doença. Entre os sintomas da doença, a dor, a mastigação associada à falta de dentes foram os mais perturbadores no grupo principal, enquanto no grupo de controlo a dor, os sentidos do olfato e do paladar, o ato de engolir, a falta de dentes, os problemas no contacto social na comunidade e a sensação geral de doença foram os mais perturbadores.

Em termos de duração do tempo de operação, os grupos não foram iguais: no grupo principal, em média, as operações duraram entre 190 e 340 minutos, e no grupo de controlo entre 120 e 230 minutos, o que se deve à realização de operações de reconstrução-restauração numa só fase no grupo principal de doentes.

Avaliámos os resultados das cirurgias reconstrutivas por complicações. Uma análise comparativa das complicações purulentas-necróticas das cirurgias plásticas mostrou que no grupo principal a sua proporção foi de 37,9% e no grupo de controlo de 34,4% dos casos. A necrose parcial do retalho foi a mais frequente no grupo principal - 22,2%, e no grupo de controlo a divergência de sutura - 31,1%.

As principais causas de necrose do retalho foram uma combinação de factores como: quimiorradioterapia prévia, que contribuiu para a formação de fibrose e prejudicou as funções regenerativas e restauradoras dos tecidos em redor do tumor, devido à obliteração dos vasos sanguíneos e linfáticos; propriedades reológicas do sangue e da microcirculação dos doentes prejudicadas; estado nutricional reduzido dos doentes; formação fundamentalmente incorrecta do retalho e deficiências técnicas - danos no vaso axial durante a cirurgia, compressão da haste do retalho; e utilização do retalho como retalho para o tratamento da necrose tumoral.

As medidas destinadas a reduzir a incidência de complicações pós-operatórias purulentas-necróticas em cirurgias reconstrutivas-reconstrutivas foram providenciadas desde o momento da hospitalização dos doentes. Desenvolvemos critérios de identificação e correção dos doentes em risco de complicações. Com isto em mente, foram tomadas medidas adequadas para reduzir o risco de complicações, afectando diferentes ligações patogenéticas (fases) da homeostase.

Assim, na fase pré-operatória, avaliámos o sistema de coagulação e anti-coagulação sanguínea, o sistema cardiovascular, a hemopoiese e o estado nutricional dos doentes.

Como resultado, a anemia de grau moderado e grave foi diagnosticada em 35% dos doentes, e em 10% deles a gravidade moderada foi corrigida por um método conservador com preparações contendo ferro, e nas formas graves - 25% por transfusão de hemo e plasma, segundo as indicações.

O estado nutricional dos doentes foi avaliado através do índice de massa corporal (índice de Ketle) e da composição proteica do sangue medida por análise bioquímica do sangue. Neste caso, foi avaliado o índice de proteínas totais com medição da fração de albumina sérica do sangue.

Antes da cirurgia, foi diagnosticado um índice de massa corporal inferior a 19 em 25% dos doentes do grupo principal e em 20% do grupo de controlo.

A hipoproteinemia, com uma diminuição da fração de albumina no sangue, foi diagnosticada em 13% dos doentes que foram submetidos a uma infusão de solução de albumina humana a 20%, 50,0 ml, por via intravenosa, imediatamente 2 a 3 dias antes da cirurgia.

Para melhorar as propriedades reológicas do sangue, aplicámos soluções de reopoliglucina, reosorbilact, Latren 200,0 ml e trental 5,0 ml com diluição em 200,0 ml de solução isotónica de cloreto de sódio a 0,9%.

Para prevenir a hemorragia 2-3 horas antes da operação, os doentes foram tratados com preparações hemostáticas: dicinona - 2,0 ml, ácido épsilon aminocapróico - 100,0 ml, etamsilato de sódio - 3,0 ml, ácido tranescâmico 500 mg - 5,0 ml.

No período pós-operatório, foi efectuado o tratamento padrão, incluindo infusão, terapia nutricional, antimicrobiana, anti-edema e antitrombótica, bem como ativação precoce
pacientes. Para aumentar os parâmetros sanguíneos, 20% dos pacientes também foram submetidos a transfusão de hemo e plasma no período pós-operatório.

A terapia de infusão incluía a normalização do equilíbrio hidroelectrolítico e ácido-base do organismo dos doentes. Para o efeito, foram utilizadas soluções coloides-cristalóides (lactato de Ringer, hemossol, acesol, trisol) conforme indicado. Para reduzir a hipercoagulabilidade e prevenir as complicações tromboembólicas, utilizámos anticoagulantes de ação direta para manter as propriedades reológicas do sangue sob controlo do tempo de coagulação sanguínea segundo Lee-Uwait e Sukharev - heparina (até 25000-30000 unidades por dia por via subcutânea) e as suas fracções de baixo peso molecular - anti-Ha: clexane, fraxiparina, enoxaparina (2000-4000 UI por via subcutânea 2-3 vezes/dia), varfarina, bem como soluções que melhoram a circulação sanguínea do organismo - reosorbylact, reopoliglucina, trental.

Para a prevenção de complicações infecciosas, tendo em conta a sensibilidade da flora, utilizámos antibióticos de largo espetro - cefalosporinas de 3-4 geração por via intravenosa na dose de 2 g/dia, bem como derivados de tinidazol (metronidazol) por via intravenosa na dose de 100 ml x 2 vezes por dia.

Verificou-se que nos doentes que utilizaram hemo-plasmatotransfusão no período perioperatório a incidência de necrose foi 12% superior, o que constitui uma motivação para substituir os produtos sanguíneos por soluções de substituição do sangue.

A letalidade pós-operatória foi observada em 2 (1,1%) casos, um caso em ambos os grupos. A causa da morte num doente foi hemorragia arterial dos vasos principais do pescoço e formação de hematoma no 13º dia após a cirurgia. O segundo paciente morreu de hemorragia no pós-operatório precoce, no 1º dia.

Foram avaliados os resultados funcionais e estéticos imediatos da plastia de defeitos com retalhos complexos sobre o pedículo e foi determinada a influência deste tipo de reconstrução na qualidade de vida e na taxa de sobrevivência de doentes com tumores malignos da cabeça e do pescoço.

Durante o período de seguimento, a sobrevivência observada a um ano nos grupos principal e de controlo foi de (96,1% vs. 79,9%), a sobrevivência a três anos foi de 62,2% vs. 33,7% e a sobrevivência a 5 anos foi de 33,5% vs. 13,3%.

Ao comparar os resultados obtidos com o grupo de controlo,

verificou-se que a utilização de cirurgias reconstrutivas-reconstrutivas de uma fase contribui para uma diminuição da incidência de recidivas e metástases do processo tumoral. Este facto comprova a percentagem relativamente elevada de sobrevivência global dos doentes obtida, que, aparentemente, é conseguida pela possibilidade de uma excisão mais ampla dos tecidos tumorais, influenciando assim a radicalidade das operações.

As nossas observações clínicas e os dados da literatura estabeleceram que, na maioria dos casos, as recorrências e metástases do cancro da cabeça e do pescoço ocorrem no primeiro ano após a cirurgia, o que constitui um fator de mau prognóstico e afecta a taxa de sobrevivência. Este facto é confirmado pelos nossos dados. Assim, a taxa de sobrevivência dos doentes do grupo principal após o 1.º ano até aos 3 anos diminuiu de 96,1% para 62,2% (diferença de 33,9%) e, no grupo de controlo, este índice passou de 79,9% para 33,7% (diferença de 46,2%). A taxa de sobrevivência a cinco anos no grupo principal foi de 35,5% e no grupo de controlo foi de 13,3%, ou seja, 2,7 vezes inferior à do grupo principal. Os dados acima referidos permitem-nos avaliar a baixa taxa de sobrevivência dos doentes do grupo de controlo, que aparentemente é causada pela recusa   (abstinência)   da cirurgia reconstrutiva.

da fase reconstrutiva do tratamento cirúrgico, por tratamento económico não radical ou condicionalmente radical.

(R1 e R2), resultando numa elevada taxa de recorrência do tumor e de metástases.

Da coorte total (169) de doentes, foi realizado um total de 209 intervenções cirúrgicas, das quais 1 cirurgia foi realizada em 90 e 50 doentes nos grupos principal e de controlo, respetivamente, 2 cirurgias em 11 e 8 doentes, 3 cirurgias em 6 e 3 doentes, e 4 cirurgias em 1 doente no grupo principal (Tabela 59).

Quadro 59. - Número total de operações nos principais e o grupo de controlo

Número de operações	Grupo principal	Número total de	Grupo de controlo	Número total de
1 operação	90 (83,3%)	90	50 (82,0%)	50
2 operações	11 (10,2%)	22	8 (13,1%)	16
3 operações	6 (5,5%)	18	3 (4,1%)	9
4 acções	1 (0,9%)	4	-	-
Total	**108**	**134**	**61**	**75**

A questão da sequência da radioterapia e da cirurgia continua a ser relevante e discutível, tanto na literatura como na nossa prática. No nosso estudo, em ambos os grupos de doentes que receberam radioterapia neoadjuvante e quimiorradioterapia, foram registadas duas vezes mais complicações (26,6% vs. 13,5%), o que dita a necessidade de realizar, numa primeira fase, uma intervenção cirúrgica antes da quimiorradioterapia.

A análise da literatura disponível e do nosso próprio material clínico sobre o problema da possibilidade de realizar cirurgias reconstrutivas-restauradoras numa só fase como primeira fase do tratamento combinado e complexo do carcinoma espinocelular localmente avançado dos órgãos da cabeça e do pescoço permite-nos tirar as seguintes **conclusões:**

- Verificou-se que os defeitos mais frequentes estavam localizados nas cavidades oral e nasal - 61,1%, na face - 29,6%, na abóbada craniana e no pescoço - 9,3% *(p = 0,096)*. Predominantemente os defeitos foram representados pelas categorias II e I de complexidade (68,6% e 21,3%, respetivamente).

- A análise dos métodos de reconstrução dos defeitos da cabeça e do pescoço revelou que, no grupo principal, a plastia com retalho numa fase foi efectuada em 95,4% dos casos, com atraso - em 4,6% dos casos, sendo os retalhos mais frequentemente utilizados os músculo-esqueléticos - 65 (49,2%), pele-gordura e pele-fascial - 56 (42,4%). Em 18,5% dos casos, a plastia do defeito foi combinada.

- Nos defeitos da cavidade oral (categoria II-III) n = 66 (61,1%) o método ótimo de plastia é o enxerto cutâneo-muscular (BGM - 43,0%, PPL - 15,2%) e cutâneo-fascial (DFL - 11,4%) e uma combinação de dois ou mais retalhos. Nos defeitos faciais (categorias I-II) n=32 (29,6%) - retalhos de pele-gordura e pele-fascial (NGL - 34,1%), e nos defeitos cutâneos da abóbada craniana e da zona do pescoço (categorias I, II, IV) n=10 (9,3%) - retalhos de pele-gordura, pele-fascial e retalhos e enxertos de pele livres.

- Foi desenvolvido e aplicado um algoritmo de monitorização do pós-operatório imediato e de prevenção de complicações pós-operatórias, que contribuiu para a redução das complicações no grupo prospetivo em 16,5% (p=0,083).

- A boa perceção dos resultados das cirurgias reconstrutivo-restauradoras em termos funcionais e estéticos foi maior no grupo principal do que no grupo de controlo (32,4% e 18,5% vs. 3,3% e 3,3%; p < 0,05). A perceção insatisfatória dos resultados foi menor no grupo principal do que no grupo de controlo (3,7% 6,5% vs. 13,1% e 18,0%; p < 0,05).

- As cirurgias reconstrutivas-restauradoras melhoraram a qualidade de vida no grupo principal em 63,9% dos doentes, de acordo com o estado ECOG e o índice de Karnofsky (p < 0,01). No mesmo grupo, as taxas de sobrevivência observadas a 1, 3 e 5 anos melhoraram - 96,1%, 62,2% e 33,5%, respetivamente (p <0,001).

Os resultados obtidos nos nossos próprios estudos clínicos podem ser aceites para implementação em cuidados de saúde práticos (oncologia, cirurgia plástica) sob a forma das **seguintes recomendações:**

- Cirurgias reconstrutivas num único estádio - cirurgias reconstrutivas de defeitos após a remoção do defeito localmente

A utilização de retalhos arterializados no cancro avançado da cabeça e do pescoço deve tornar-se uma etapa obrigatória que melhora a qualidade de vida dos doentes, acelera a sua reabilitação e o seu internamento hospitalar.

- Na presença de cancro da cabeça e do pescoço ressecável, recomenda-se uma intervenção cirúrgica adequada com reconstrução do defeito na primeira fase, o que contribui não só para reduzir a incidência de complicações pós-operatórias, mas também para melhorar a qualidade de vida e acelerar a reabilitação pós-operatória dos doentes.

- Os retalhos músculo-esqueléticos e dermofasciais com circulação axial, isoladamente ou em combinação, provaram ser o melhor material plástico e podem ser uma alternativa aos retalhos microcirúrgicos, especialmente em ambientes com recursos limitados.

- Na fase de preparação pré-operatória, é necessário dividir os doentes em subgrupos, tendo em conta a localização e as características do defeito formado, o que permite escolher o retalho mais adequado para a sua substituição sem perda adicional de tempo no bloco operatório.

- É aconselhável iniciar medidas de prevenção de complicações pós-operatórias a partir do momento em que os doentes dão entrada no hospital e acompanhá-los em todas as fases do tratamento cirúrgico.

- Os resultados funcionais e estéticos devem ser avaliados em conjunto com os pacientes, tendo em conta as suas percepções subjectivas dos resultados obtidos.

LISTA DE REFERÊNCIAS

1. Análise da experiência de 10 anos de tratamento e reabilitação de doentes com tumores malignos da pele da cabeça e do pescoço em Moscovo / A. M. Sdvizhkov [et al.] // Siberian Oncological Journal. - 2012. - №4,- C. 84-85.

2. Badalyan A. G. Surgical treatment of locally advanced recurrent skin cancer of the external ear. Caso da prática / A. G. Badalyan, A. M. Mudunov // Head and Neck Tumours. - 2013. - №3. - C. 43-46.

3. Possibilidades do retalho nasolabial na cirurgia reconstrutiva facial / U. A. Kurbanov [et al. A. Kurbanov [et al] // Vestnik Avicenna. - 2008. № 3.-C.9 19.

4. Possibilidades de reconstrução de defeitos da cavidade oral com o retalho nasolabial / Sh.I. Musin [et al] // Eurasian Journal of Oncology. - 2016. - T. 4, № 2. - C. 150-151.

5. Restauração da formação de sons e da fala em doentes com cancro e defeitos do maxilar superior / Kulakov A.A.. [et al.] // Tumores da cabeça e do pescoço. - 2012. - №1. - C. 55-59.

6. Escolha da opção de tratamento cirúrgico para o cancro recorrente dos órgãos da orofaringe / Zaderenko I.A. [et al. [et al.] // Tumores de cabeça e pescoço. -2017.-T. 7, № 2. - C. 25-29.

7. Vyrupaev S.V. Melhoria dos resultados da reabilitação cirúrgica de pacientes com neoplasias e defeitos da cabeça e do pescoço: Cand. Dr. de ciências médicas. / S.V. Vyrupaev. - Ufa, 2005. - 346 c.

8. Davydov M.I. Estatísticas de neoplasias malignas na Rússia e países da CEI em 2012 / M.I. Davydov, E.M. Axel. - Moscovo: Izd. grupo RONC, 2014. - 226 c.

9. Dashkova, I. R. Cirurgias reconstrutivas e plásticas no tratamento complexo de pacientes com tumores superficiais localmente avançados / Dashkova I. R., Irkhina A. N. // VII Congresso de Oncologistas da Rússia. N. // VII Congresso de Oncologistas da Rússia. Conferência científica e prática com participação internacional. Coleção de materiais. Vol. N.-M.-2009, -C.185.

10. Tratamento de preservação de órgãos do carcinoma de células escamosas da orofaringe com determinação do prognóstico individual da eficácia da radioterapia / A.R. Gevorkov // Eurasian Journal of Oncology. - 2016. - T. 4, № 2.- C. 111.

11. Zeynalova S.M. Treatment of locally advanced primary and recurrent squamous cell carcinoma of the head and neck skin / S.M. Zeynalova, N.M. Amiraliev // Medical News. - 2016. - №5. - C. 62-64.

12. Tumores malignos da língua - tratamento cirúrgico. A regra de ouro na escolha do material de reconstrução. Criar condições óptimas de reabilitação / Pismenny [et al.] // Eurasian Journal of Oncology. - 2016. - №2. - C. 52-52.

13. Ivanova O.V. Justificação da terapia complexa de doenças estomatológicas em pacientes com cancro da mucosa da cavidade oral disseminado localmente: Cand. Doutor em ciências médicas / O.V. Ivanova. - Saratov, 2016. - 218 c.

14. Ignatova A.V. Valor prognóstico dos biomarcadores no cancro oral de células escamosas. Revisão da literatura / A. V. Ignatova, A. M. Mudunov, M. N. Narimanov // Tumores da cabeça e pescoço.-2014.-№4.-P.28-33.

15. A utilização do retalho radial livre para a substituição de defeitos pós-operatórios complexos no tratamento combinado e complexo de pacientes com cancro de células escamosas da cavidade oral localmente avançado / Chen X. [et al.] // Head and Neck Tumours. - 2020. - T. 10, №1. - C. 55-64.

16. Caprin, A.D. Neoplasias malignas na Rússia em 2018 (morbilidade e mortalidade) / A.D. Caprin, V.V. Starinsky, G.V. Petrova. Starinsky, G.V. Petrova. - Moscovo: P.A. Herzen MNIOI, 2019. - 250 c.

17. Kaprin A.D., Neoplasias malignas na Rússia em 2019 (morbidade e mortalidade). AD. Kaprin, V.V. Starinsky, A.O. Shakhzadova. - Moscovo: P.A. Herzen MNIOI - um ramo da FGBU "NMRC Radiology" do Ministério da Saúde da Rússia, 2020. - il. - 252 c.

18. Um caso clínico de aplicação bem sucedida de pembrolizumab no tratamento do carcinoma espinocelular inoperável recorrente da cabeça e do pescoço / Mudunov A.M. [et al.] // 232 Tumores da cabeça e do pescoço. - 2019. - T. 9, № 1. - C. 93-98.

19. Klipka, A.I. Oral mucosal cancer, the possibilities of primary surgical rehabilitation of patients in complex treatment / A.I. Klipka // Eurasian Journal of Oncology. - 2016. - T. 4, № 2. - C. 118.

20. Klipka A.I. Escolha do volume de ressecção mandibular no tratamento cirúrgico do cancro da mucosa oral / A.I. Klipka [et al.] //

Eurasian Journal of Oncology. - 2016. - T. 4, № 2. - C. 129.

21. Terapia imunológica combinada com nivolumab e cetuximab: novas oportunidades no tratamento do cancro de células escamosas da cabeça e do pescoço / A. M. Mudunov [et al.] // Head and Neck Tumours. - 2020. - T. 10, № 3. - C. 111-17.

22. Kutukova S.I. Abordagens modernas para a escolha da terapia para o carcinoma espinocelular localmente avançado e recorrente/metastático da cabeça e do pescoço: qual é a lógica para a escolha da terapia na prática clínica? / S.I.Kutukova // Pharmateka. - 2018. - №7. - C. 50-56.

23. Makarevich M.N. Aplicação do retalho radial livre na reabilitação cirúrgica de doentes com cancro da língua / M.N. Makarevich, I.V. Belotserkovsky // Eurasian Journal of Oncology. - 2016. - T. 4, № 2. - C.141-42.

24. Matyakin E. G. G. Reconstructive surgeries for head and neck tumours / E. G. Matyakin. - Moscovo: Berdana, 2009. - 224 c.

25. Reconstrução microcirúrgica do palato duro após ressecções de tumores malignos / M. V. Bolotin [et al.] // Head and Neck Tumours. - 2020. - VOL.10, № 4.-P.25 -31.

26. Minaylo I.I. Resultados a longo prazo do tratamento de pacientes que sofrem de cancro   localmente avançado
zona orofaríngea / I.I. Minaylo, A.R. Ekshembeeva, N.A. Artemova // Eurasian Journal of Oncology. - 2016. - T. 4, № 2.-C.136-37.

27. Mudunov AM. O papilomavírus humano - um novo fator etiológico no desenvolvimento do cancro da cabeça e do pescoço. Problemas e perspectivas para a sua solução / AM. Mudunov // Epidemiologia e profilaxia de vacinas. - 2018. - T. 17, №5. - C. 100-6.

28. Mudunov A. M. Correção da deficiência nutricional em doentes com carcinoma de células escamosas da zona orofaríngea / A. M. Mudunov, D. B. Udintsov // Head and Neck Tumours. - 2015. - T. 5, № 3.-C.13-15.

29. Mudunov A. M. Suporte nutricional de pacientes durante o tratamento cirúrgico do carcinoma de células escamosas da mucosa da cavidade oral / A. M. Mudunov, D. B. Udintsov // Head and Neck Tumours. - 2017. - T. 7, № 3. - C. 47-52.

30. Mudunov AM. Nivolumab no tratamento do carcinoma espinocelular refratário recorrente e metastático dos órgãos da cabeça e

do pescoço. Resultados do ensaio clínico da fase III CHECKMATE 141 / A.M. Mudunov // Head and Neck Tumours. - 2017. - T. 7, № 3. - C. 74-86.

31. Mudunov A. M. Novas possibilidades de imunoterapia no tratamento do carcinoma espinocelular recorrente avançado dos órgãos da cabeça e do pescoço / A. M. Mudunov, M. N. Narimanov, D. A. Safarov // Head and Neck Tumours. - 2017. - T. 7, № 2. - C. 99 - 105.

32. Mudunov, A. M. / Resultados a longo prazo do tratamento de doentes com cancro de pele localmente avançado do ouvido externo / A. M. Mudunov, E. G. Khazarova, M. V. Bolotin // Tumores da cabeça e do pescoço. - 2021.-T.il, №1.-C.12-23.

33. Mudunov AM. Ressecções endolaríngeas a laser da laringe / AM Mudunov, MV Bolotin // Tumores da cabeça e pescoço. -2016.-T. 6, NO. H.-P. 34-37.

34. Mudunov A. M. Eficácia dos métodos modernos de tratamento do cancro de pele localmente avançado do ouvido externo: uma revisão da literatura / A. M. Mudunov, E. G. Khazarova, Y. V. Alymov // Head and Neck Tumours. - 2020. - T. 10, № 4. - C. 86-90.

35. Revisão das possibilidades de quimioterapia intra-arterial regional no tratamento do carcinoma de células escamosas da cavidade nasal e seios paranasais / A.M. Mudunov [et al]. // Tumores de cabeça e pescoço. - 2018. - T. 8, №1. - C. 56-61.

36. Oncologia. Recomendações clínicas. / Editado por Acad. do RAS M.I. Davydov. - Moscovo: RONC Publishing Group, 2015. - 680 c.

37. Oncologia: Um guia de oncologia clínica. Parte 3. Cirurgias reconstrutivas e métodos modernos de tratamento de tumores solitários e múltiplos primários da região maxilofacial e do pescoço / editado por N.I. Bazarov. - Dushanbe, "Sharqi ozod", 2018. - 560 c.

38. Osipyan E. O. Ressonância magnética e computadorizada na avaliação da prevalência local de tumores da cavidade oral e orofaringe como um fator importante na escolha das táticas de tratamento (revisão da literatura) / E. O. Osipyan, A. M. Mudunov // Tumores de cabeça e pescoço. - 2017. T. 7, №4. C. 53-62.

39. Avaliação da qualidade de vida em cuidados paliativos / G.A. Novikov [et al]. - Ulyanovsk: Universidade Estatal de Ul'yanovsk, 2013.

-114 c.

40. Avaliação da qualidade de vida de doentes com cancro da mucosa oral avançado após cirurgia com plastia microcirúrgica / AV. Karpenko [et al.] // Eurasian Journal of Oncology. - 2016. - T. 4, № 2. - C. 106-7.

41. Avaliação do estado psicossomático na prestação de cuidados paliativos a doentes com cancro / D.F.Ganiev [et al.] // Boletim da Academia de Ciências Médicas do Tajiquistão. - 2017.- № 2.- PP.10-15.

42. Paches A.I. Tumores da cabeça e pescoço: Manual clínico / A.I. Paches. - 5ª ed., revista e complementada - M.: Practical Medicine, 2013. - 478 c.

43. Pismenny V.I. Terapia da fala após tratamento cirúrgico de tumores malignos da zona orofaríngea / V.I. Pismenny, N.M. Kulakova, I.V. Pismenny // Actas do Centro Científico de Samara da Academia Russa de Ciências. - 2015. - T. 17, № 2. - C. 622 - 27.

44. Pismenny V.I. Justificação topográfico-anatómica da utilização do retalho cutâneo-muscular com artéria tiroideia para cirurgias reconstrutivas na região orofaríngea / V.I. Pismenny, S.N. Chemidronov, I.V. Pismenny // Eurasian Journal of Oncology. - 2016. - №2. - C. 52-53.

45. Pismenny V.I. Extirpação da língua. Questões de reabilitação / V.I. Pismenny, N.M. Kulakova, I.V. Pismenny // Eurasian Journal of Oncology. - 2016. - T. 4,-№2.C.55-56.

46. Recomendações práticas para o tratamento de tumores malignos da cabeça e pescoço / L.V.Bolotina [et al] // Tumores malignos: recomendações práticas RUSSCO, - 2017. -T.7.- P. 66-76.

47. Princípios da radioterapia do cancro da laringe / Alieva S. B.. [et al.] // Tumores da cabeça e do pescoço. - 2021. - T. 11, №1. - C. 24-33.

48. Tomografia por emissão de pósitrons com 18F-fluorodeoxiglicose combinada com tomografia computadorizada em câncer de células escamosas de cabeça e pescoço (revisão da literatura) / Ryzhova O. D.. Д. [et al.] // Tumores da cabeça e pescoço. - 2019 - VOL. 9, NO. 3, PP. 49-60.

49. Complicações pós-operatórias no tratamento combinado do cancro da orofaringe localmente avançado e recorrente / Sikorsky D.V.. [et al.] Tumores da cabeça e do pescoço. - 2014. - № 3,- C. 40-46.

50. Angústia psicológica em doentes com cancro após laringectomia / Tkachenko G. A.. [et al.] // Tumores da cabeça e do pescoço. - 2019. - T.9. №1. - C. 104-110.

51. Assistência psicológica a doentes após laringectomia / Tkachenko G. A.. [et al.] // Tumores da cabeça e do pescoço. - 2020. - T.10. №1. - C. 101-106.

52. Estado psicossomático dos pacientes antes e depois da correção de defeitos maxilofaciais por método ortopédico / A. A. Akhundov. [et al.] // Head and Neck Tumours. - 2012. - №4. - C. 40-45.

53. Reconstrução de defeitos de espessura total da região da bochecha após a remoção de tumores, utilizando uma técnica modificada de recolha de retalho submental / Ch.R. Ragimov [et al.] // Head and Neck Tumours. - 2018. - T. 8, № 2. - C.27-33.

54. Operações plásticas reconstrutivas em doentes com neoplasias malignas da língua, mucosa do pavimento da cavidade oral, tipos de cirurgia plástica / Z.A. Rajabova [et al.] // Head and Neck Tumours. - 2015. - №1. - C.15 -18.

55. Cancro da mucosa oral - dois lados do mesmo problema / G.A. Ginzburg [et al.] // Siberian Oncological Journal. - 2010. - T. 39, № 3. - C. 61-62.

56. Reabilitação de doentes oncológicos com defeito e adentia secundária completa após remoção de ambos os maxilares superiores / Kulakov A.A. // Head and Neck Tumours. - 2012. - №4. - C. 34-39.

57. Poliquimioterapia intra-arterial regional como método para aumentar a eficácia do tratamento conservador do carcinoma de células escamosas localmente avançado da mucosa da cavidade oral / AM.Mudunov [et al]. // Tumores da cabeça e do pescoço. - 2019. - T.9, №3. C. 24-28. '

58. Resultados da utilização de enxertos osteomiofasciais livres para a reconstrução numa única fase de defeitos faciais pós-ressecção combinados com componente intra-oral / Sharapo A. S. [et al.] // Head and Neck Tumours. - 2020. - T. 10, № 2. - C. 22-29.

59. Resultados do tratamento conservador do cancro da laringe de células escamosas localmente disseminado através da aplicação regional intra-arterial de poliquimioterapia / Safarov D. A.. [et al.] // Head and Neck Tumours. - 2021. - T.H. №1. C. 41-50.

60. Operações de reconstrução e reconstrução na cirurgia de tumores

malignos localmente avançados da cabeça e pescoço / V.S. Protsyk [et al.] // Oncologia Clínica. - 2011.-№ 1. C.1-5.

61. Rinoplastia para deformidades nasais pós-traumáticas / U. A. Kurbanov [et al. A. Kurbanov [et al] // Boletim Avicena. - 2008. № 2. - C. 1322.

62. O papel e o significado da aleatorização na investigação médica científica / Sh.Z. Habibulaev [et al.] // Eurasian Journal of Oncology. - 2017. - T. 5, № 1, - C. 81-86.

63. O papel dos periodontopatógenos na carcinogénese do carcinoma de células escamosas da mucosa da cavidade oral / A. E. Kazimov [et al.] Tumores da cabeça e do pescoço. - 2020. - T. 10, № 4. - C. 74 - 85.

64. Romanov, I.S. Fases iniciais do cancro oral. O problema da seleção do volume de tratamento / I.S. Romanov, I.M. Gelfand, D.B. Udintsov // Eurasian Journal of Oncology. - 2016. - T. 4, № 2.-C.125.

65. Saprina O.A. Supraclavicular flap in the reconstruction of head and neck defects (literature review) / O.A. Saprina, R.I. Azizyan, Lomaya M.V. // Head and Neck Tumours. - 2017. - T. 7, №1. - C. 46-49.

66. Método de tratamento do cancro da raiz da língua localmente avançado / Zaderenko I. A.. [et al.] // Head and Neck Tumours. - 2018. - T. 8, № 1. - C.12-16.

67. Tkachenko, G.A. Estudo clínico e psicológico da qualidade de vida de pacientes que sofrem de neoplasias malignas da região maxilofacial / G.A. Tkachenko // Boletim de Psicoterapia. - 2012. - T. 44. - C. 57-63.

68. Ressecções transorais a laser de tumores da cavidade oral e da orofaringe / M. V. Bolotin [et al.] // Head and Neck Tumours. - 2016.-№1.-C.28-32.

69. Uklonskaya, D.V. Restauração da fala em defeitos anatómicos adquiridos e deformações da região maxilofacial / D.V. Uklonskaya. Moscovo: Logomag, 2017. -104 c.

70. Resultados   funcionais da aplicação Retalho cutâneo-muscular subclávio para plastia de defeitos oncológicos da cavidade oral / A. V. Karpenko [et al.] // Tumores malignos. - 2016. - T. 17, №1. - C. 36-43.

71. Khabibulaev Sh.Z. Resultados a longo prazo do tratamento cirúrgico do cancro da cabeça e do pescoço localmente avançado / Sh.Z. Khabibulaev / Vestnik Avicenna. - 2010. -№1.- C. 44-49.

72. Khabibulaev Sh.Z. Operações de reconstrução e reconstrução no cancro localmente disseminado dos órgãos da cabeça e do pescoço: Cand. Dr. de ciências médicas / Sh.Z. Habibulaev. - Rostov-on-Don, 2011. 229 p.

73. Khodjamuradov G.M. Escolha do método de reconstrução em defeitos pós-traumáticos dos troncos nervosos / G.M. Khodjamuradov, K.P. Artykov // Boletim da Academia Médica de Ivanovo. - 2012. - T. 17, № 4. - C. 63-68.

74. Chissov V.I. Oncologia. Manual Nacional / ed. por V.I. Chisov, M.I. Davydov. - Moscovo: GEOTAR-Media, 2017. - 624 c.

75. Comparação entre o retalho miocutâneo do músculo peitoral maior e o retalho perfurante do músculo ântero-lateral superior para reconstrução em doentes com cancro da cabeça e pescoço: avaliação da qualidade de vida / X. Zhang [et al.] // J Craniofac Surg. - 2014. - V. 25. - N.3.- P. 868-71.

76. Resultado Estético Após Reconstrução de Defeitos Complexos dos Tecidos Moles com Retalho Livre Antero-Lateral da Coxa Utilizando Equipamento Simples / A. H. Abbas [et al.] // Journal of Surgery. - 2015. - V.3. - N. 2. - P. 3641.

77. AJCC Cancer Staging Manual, ed 8. / M.B. Amin [et al]. - Nova Iorque: Springer International Publishing, - 2017. - 1032 p.

78. Um ensaio internacional de fase 3 no cancro da cabeça e do pescoço: qualidade de vida e resultados dos sintomas: EORTC Head and Neck e EORTC Radiation Oncology Group / A. Bottomley [et al.] // Cancer. - 2014. - V. 120.-N. 3.-P.390-98.

79. Anicin, A. Retalho Miocutâneo do Peitoral Maior em Cirurgia Primária e de Salvamento de Cancro de Cabeça e Pescoço / A. Anicin, R. Sifrer, P. Strojan // Journal of Oral and Maxillofacial Surgery. - 2015. - V. 73. - № 10. - P. 2057-64.

80. Uma atualização do carcinoma espinocelular da cabeça e do pescoço no que diz respeito à classificação e à terapia sistémica / A.M. Mudunov [et al.] // Head and Neck Tumors. - 2018. -V. 8. -N.I.- P. 48-55.

81. Ariyan S. O retalho miocutâneo do músculo peitoral maior: um retalho versátil para a reconstrução da cabeça e do pescoço / S. Ariyan // Cirurgia Plástica e Reconstrutiva. -1979. - V. 63, № 1. - P. 73-81.

82. Avaliação da qualidade de vida de pacientes com cancro oral após

reconstrução com retalho miocutâneo do músculo peitoral maior com foco na fala / Q. G. Fang [et al.] // Journal of Oral and Maxillofacial Surgery. - 2013. - V. 71. - N. 11. - P. 2004.el-e5.

83. Atlas de retalhos regionais e livres para reconstrução da cabeça e do pescoço: colheita e inserção de retalhos / Mark L Urken .... [et al.]; ilustrador, Sharon Ellis. - 2.ª ed. - 2012, 549 pg.

84. Bakamjian, V.Y. Um método em duas fases para a reconstrução faringoesofágica com um retalho primário de pele peitoral / NX. Bakamjian // Plast Reconstr Surg. - 1965. - V. 36. - P. 173-84.

85. Bannister, M., Ah-See, K. W. Programas de recuperação melhorada em cirurgia de cabeça e pescoço: revisão sistemática / M. Bannister [et al.] // The Journal of Laryngology & Otology. - 2015. - V. 129. - N. 5. - P. 416-20.

86. Melhores práticas na gestão dos aspectos psico-oncológicos dos doentes com cancro da cabeça e pescoço: recomendações da Campanha Make Sense da Sociedade Europeia de Cancro da Cabeça e Pescoço / M. Reich [et al.] // Ann Oncol. - 2014. - V. 25. - N.ll. - P. 2115-24.

87. Carga dos cancros da orofaringe HPV-positivos entre os fumadores e os que nunca fumaram na população dos EUA / Chaturvedi P. [et al.] // Oral Oncol. - 2016. - V. 60. - P. 61-67.

88. Comparação da Função Oral: Retalhos Livres Perfurantes Anterolaterais da Coxa Versus Retalhos Livres Vascularizados do Antebraço para Reconstrução em Pacientes Submetidos a Glossectomia / Y. Yuan [et al.] // J Oral Maxillofac Surg. - 2016. - V. 74. -N.7.- P. 1500el-e6.

89. Daniel R.K.. Transferência à distância de um retalho em ilha por anastomoses microvasculares. Uma técnica clínica / R.K. Daniel, G.I. Taylor //Plast Reconstr Surg. - 1973. - V. 52. -N.2.- P. 111-17.

90. Desenvolvimento do retalho perfurante peitoral e do retalho perfurante deltopeitoral pediculado com o retalho do músculo peitoral maior /Y. Nishi [et al.] // Annals of Plastic Surgery. - 2013. - V. 71.-N. 4.-P. 365-71.

91. Djan R. Uma revisão sistemática dos questionários para medir o impacto da aparência na qualidade de vida dos doentes com cancro da cabeça e do pescoço / R. Djan, A. Penington //J. Plastic, Reconstructive & Aesthetic Surgery. - 2013. - V. 66. -N.5.- P. 647-59.

92. Análises económicas no carcinoma espinocelular da cabeça e pescoço: uma revisão da literatura numa perspetiva clínica / J.A. De Souza [et al.] // Int J Radiat Oncol Biol Phys. - 2014. - V. 89. - N.5. - P. 989-96.

93. Estimativa da incidência e mortalidade globais por cancro em 2018: fontes e métodos do GLOBOCAN / J. Ferlay [et al] // Int Journal of Cancer. - 2019. - V. 144. - N.8.- P. 1941-53.

94. Retalho miocutâneo vertical alargado da ilha do trapézio inferior versus retalho miocutâneo do músculo peitoral maior para reconstrução de cancro oral e orofaríngeo recorrente / W.L. Chen [et al.] // Head & Neck. - 2016. - V. 38. - Suppl. 1. - P. E159-64.

95. Roteiro EUROGIN: epidemiologia comparativa da infeção por HPV e cancros associados da cabeça e pescoço e do colo do útero / M.L. Gillison [et al.] //Int J Cancer. - 2014. - V. 134. - N. 3. - P. 497507.

96. Factores que afectam as complicações das feridas na cirurgia de cabeça e pescoço: um estudo prospetivo / A. Deshmukh [et al.] // Indian Journal of Medical and Paediatric Oncology. - 2013. - V. 34. - N. 4. - P. 24751.

97. Reconstrução funcional do lábio inferior com o retalho de Bernard-Webster modificado / R. Denadai [et al.] // J. of Plastic, Reconstructive and Aesthetic Surgery. - 2015. - V. 68. - N. 11. - P. tr2-28.

98. Goldwyn, R.M. An experimental study of large island flaps in dogs / R.M. Goldwyn, D.L. Cordeiro, W.L. White // Plast Reconstr Surg. - 1963.-V.31.-P.528-36.

99. Harashina, T. Reconstrução da cavidade oral com um retalho livre / T. Harashina, T. Fujino, F. Aoyagi // Plast Reconstr Surg. - 1976. - V. 58.-N. 4.-P. 412-14.

100. Harii K. Transferência clínica bem sucedida de dez retalhos por anastomoses microvasculares / K. Harii, K. Omori, S. Omori // Plast Reconstr Surg. - 1974. - V. 53. -N.3.- P. 259-70.

101. Cancro da cabeça e do pescoço: melhorar os resultados com uma abordagem multidisciplinar / C. Lo Nigro [et al.] // Cancer manag Res. -2017.-V. 9.-P. 363-71

102. Cancro da cabeça e do pescoço. Directrizes de Prática Clínica da NCCN em Oncologia, ver. 1. 2021. - 219 p.

103. Qualidade de vida dos doentes com cancro da cabeça e pescoço /

K.H. Nelke [et al.] // Adv Clin Exp Med. - 2014. -V.23.-N.6.- P. 1019-27.

104. Prevenção do cancro da cabeça e do pescoço: da prevenção primária ao impacto dos médicos na redução dos encargos *I* D. Hashim [et al] *11* Ann Oncol. - 2019. - V. 30. -N. 5.- P. 744-56.

105. Cirurgia do cancro da cabeça e pescoço numa população de pacientes idosos: uma revisão retrospetiva *I* R. Yang [et al.] // International Journal of Oral and Maxillofacial Surgery. - 2014. -. V. 43. - N.12. - P. 1413-17.

106. Reconstrução da Cabeça e Pescoço Utilizando o Retalho Miocutâneo do Peitoral Maior Estendido *I* S. Azumi [et al.] // J. of Reconstructive Microsurgery. - 2015. - V. 31, № 4. - P. 300-304.

107. Carcinoma de células escamosas da cabeça e do pescoço *I* D. E. Johnson [et al.] // Nature Reviews Disease Primers. - 2020. -V.6.- N. 1. - P. 1-22.

108. Qualidade de vida relacionada com a saúde antes e depois do carcinoma espinocelular da cabeça e pescoço: Análise da ligação entre o Surveillance, Epidemiology, and End Results-Medicare Health Outcomes Survey *I* E.M.. Rettig [et al] *11* Cancro. - 2016. - V. 122. - N. 12. - P. 1861-70.

109. Reimplante hemifacial no tratamento cirúrgico do cancro do seio maxilar: relato de um caso *I I*.V. Reshetov [et al.] //Annals of Oral & Maxillofacial Surgery. - 2013. - V. 20. -N.3.- P. 1-7.

110. Quimioterapia de indução seguida de radioquimioterapia concomitante versus radioquimioterapia concomitante isolada como tratamento do carcinoma espinocelular localmente avançado da cabeça e do pescoço: uma meta-análise de ensaios aleatórios IW. Budach [et al.] // Radioterapia e Oncologia. - 2016. - V. 118. -N.2.- P. 238-43.

111. *Iqbal* H. Image guided surgery in the management of head and neck cancer *I* H. Iqbal, Q. Pan // Oral Oncology. Pan // Oral Oncology. - 2016. - V. 57. - P. 32-39.

112. Janis J. E. A Nova Escada Reconstrutiva: Modificações no Modelo Tradicional. Cirurgia Plástica e Reconstrutiva *I* J.E. Janis, R.K. Kwon, C.E.Attinger, *11* - 2011. - V. 127. - P. 205-12.

113. Jatin Shah's Head and Neck Surgery and Oncology, 5ª edição, Elsevier publ., 2019, 896 p.

114. Jensen R.E.. Avaliação da qualidade de vida relacionada com a saúde em ensaios sobre o cancro / R.E. Jensen, C.M. Moinpour, D.L. Fairclough // Clin Invest. - 2012. -. V. 2.-N.6.-P.563-77.

115. Khundkar R. O processo coracoide é fornecido por um ramo direto da 2ª parte da artéria axilar, permitindo a utilização do coracoide como um retalho ósseo vascularizado e melhorando a sua viabilidade nos procedimentos de Latarjet ou Bristow / R. Khundkar, H. Giele // Journal of Plastic, Reconstructive and Aesthetic Surgery. - 2019. - V. 72. - № 4. - P. 609-15.

116. Kim E. K. Método para ajudar a garantir a sobrevivência de uma pá de pele muito pequena do retalho musculocutâneo do músculo peitoral maior na reconstrução da cabeça e do pescoço / E.K. Kim, S.J. Yang, S.H. Choi // Head & Neck. - 2013. -V. 35.-N. 8.-P. 237-39.

117. Klussmann J.P. Head and neck cancer - New insights into a heterogeneous disease / J. P. Klussmann // Oncol Res Treat. - 2017. - V.40.-N. 6.-P.3133-96

118. Lam S. M. Enxerto de gordura para contorno facial / SM Lam // Cirurgia Plástica Facial. - 2019. - V. 35. -N.3.- P. 278-85.

119. Lições Aprendidas com a Reconstrução Microcirúrgica Desfavorável da Cabeça e Pescoço /Y. Kimata [et al.] // Clinics in Plastic Surgery. - 242
2016. - V. 43. - P. 4. - P. 729-737.

120. Licitra L. Individualised quality of life as a measure to guide treatment choices in squamous cell carcinoma of the head and neck / L. Licitra, R. Mesia, U. Keilholz // Oral Oncology. - 2016. - V. 52. - P. 18-23.

121. Lundbech M. Prevalência de tromboembolismo venoso após cirurgia de cancro da cabeça e pescoço: uma revisão sistemática e meta-análise / M. Lundbech, A.E. Krag, A.M. Hvas // Thrombosis Research. - 2018. - V. 169. - P. 30-34.

122. Marur Sh. Carcinoma de células escamosas de cabeça e pescoço: atualização sobre epidemiologia, diagnóstico e tratamento / Sh. Marur, A.A. Forastiere // Mayo Clin Proc. - 2016 - V. 91. -N.3.- P. 386-96.

123. Carcinoma de células escamosas do seio maxilar: um estudo clínico / N. Hohchi [et al.] // Int J Pract Otolaryngology. - 2018. ■№ 1. - P. elO- el5.

124. Mitchell, O. Rehabilitation of patients following major head and neck cancer surgery *I* O. Mitchell, A. Durrani, R. Price // British Journal of Nursing // British Journal of Nursing. Mitchell, A. Durrani, R. Price // Jornal Britânico de Enfermagem. - 2012. - V. 13. - N. 21. - P. S31-S37.

125. Morris M, Unhold G. Use of flaps in reconstructive surgery of the head and neck (Utilização de retalhos na cirurgia reconstrutiva da cabeça e do pescoço). LJ P. Princípio da Cirurgia Oral e Maxilofacial. Philadelphia, Pa: Lippincott; 1992. 947 p.

126. Análise multivariada dos factores de risco para infeção da ferida pós-operatória após cirurgia do cancro oral e orofaríngeo *I* M. Belusic-Gobic [et al.] // Journal of Cranio-Maxillofacial Surgery. - 2018. - V. 46. - N.I. - P. 135-41.

127. Orientações da NCCN: Cancros da cabeça e do pescoço, versão 1.2018. *I* A.D. Colevas [et al.] // Jornal da Rede Nacional de Câncer Abrangente. - 2018. - V. 16. -N.5.- P. 479-90.

128. Directrizes de prática clínica da NCCN: Cancros da cabeça e do pescoço. Versão 1.2018 *I* Pfister D. G. [et al.] // Jornal da Rede Nacional de Cancro Integral. - 2018. - 218 p.

129. O'Brien BM. Reimplantação e cirurgia microvascular reconstrutiva. Parte *II* B. O'Brien // Ann R Coll Surg Engl. - 1976. - V. 58. - N. 2.-P. 87-103.

130. Panje, W.R.. Reconstrução da cavidade oral com retalho livre.Plast Reconstr Surg *I* W.R. Panje, J. Bardach, C.J. Krause // - 1976. Krause // - 1976. - V. 58. -N.4.- P. 415-18.

131. Retalho miocutâneo do músculo peitoral maior na reconstrução da cabeça e pescoço: Uma experiência em 100 casos consecutivos *I* M. Tripathi [et al.] // Natl J Maxillofac Surg. -2015.-V. 6. -N. 1. - P. 37-41.

132. Cirurgia paliativa para o cancro da cabeça e do pescoço com envolvimento cutâneo extenso *I* D. W. Jang [et al.] // The Laryngoscope. - 2013. - V. 123.-N.5.-P.1173-77.

133. Patel K. Retalho miocutâneo do músculo peitoral maior *I* K. Patel, D. J.-H Lyu, D. Kademani // Clínicas de Cirurgia Oral e Maxilofacial da América do Norte. - 2014. - V. 26. -N.3.- P. 421-26.

134. Perceção do paciente sobre os resultados da fala: a relação entre as medidas clínicas e a auto-perceção da função da fala após o tratamento cirúrgico do cancro oral *I* G. Constantinescu [et al] American J Speech-

Lang Pathology. - 2017. - V. 26. - N. 2. - P. 241-47.

135. Retalho Miocutâneo do Peitoral Maior - Ainda um Cavalo de Trabalho para Reconstrução Maxilofacial em Países em Desenvolvimento / K. S. Gadre [et al.] // Journal of Oral and Maxillofacial Surgery. - 2013. - V. 11. - N. 71.-P.2005.el-el0.

136. Retalhos miofasciais e miocutâneos do músculo peitoral maior e fístula faringocutânea em laringectomia de resgate / M. R. Gilbert [et al.] // The Laryngoscope. - 2014. - V. 124. - N. 12. - P. 2680-86.

137. Pei S. Aplicação do retalho miocutâneo do músculo peitoral maior na reconstrução de defeitos no cancro da cabeça e do pescoço / S. Pei, L. Xue, X. Wang // Lin Chung Er Bi Yan Hou Tou Jing Wai Ke Za Zhi. - 2013. - V. 27. - N. 12. - P. 667-8. Chinês.

138. Petti S. O álcool não é um fator de risco para o cancro oral em indivíduos não fumadores e não fumadores de betel quid. Uma atualização da meta-análise / S. Petti, M. Masood, G.A. Messano // Annali di Igiene. - 2013. -V. 25.-N. l.-P. 3-14.

139. Prevalência do papilomavírus humano no cancro da cabeça e do pescoço orofaríngeo e não orofaríngeo - revisão sistemática e meta-análise das tendências por tempo e região / Mehanna H [et al.] // Head Neck. - 2013. - V. 35. - P. 747-55.

140. Prevenção e gestão de infecções bacterianas da zona dadora de retalhos levantados para reconstrução em cirurgia de cabeça e pescoço / M. Zirk [et al.] // Journal of Cranio-Maxillofacial Surgery. - 2018. - V. 46. - N. 9. - P. 1669-73.

141. A qualidade de vida, a função cognitiva, física e emocional no momento do diagnóstico prevê a sobrevivência do cancro da cabeça e do pescoço: análise dos casos do estudo Head and Neck 5000 / S.N. Roger [et al.] // Eur Arch Otorhinolaryngol. - 2020. - V. 277. - P. 1515-23.

142. Retalho livre do antebraço radial para reconstrução da cavidade oral: experiência clínica em 55 casos / R. Gonzalez-Garcia [et al.] // Cirurgia Oral, Medicina Oral, Patologia Oral, Radiologia Oral e Endodontologia. - 2007. - V. 104. -N.I.- P. 29-37.

143. Reconstrução de doentes com cancro avançado da cabeça e pescoço após ablação do tumor com múltiplos retalhos livres simultâneos: Indicações e prognóstico / S. H. Chien [etal.] // Annals of

Plastic Surgery. - 2012. - V. 69.-N. 6.-P. 611-15.

144. Reconstrução de Defeitos Faciais Complexos Utilizando Retalho Expandido Cervical Pré-Fabricado por Retalho de Fáscia Temporoparietal / L. Zhang [et al.] // Journal of Craniofacial Surgery. - 2015. - V. 26. -. N. 6. -P.e472-75.

145. Retalhos Regionais na Reconstrução da Cabeça e Pescoço: Uma Reavaliação / G. Colletti [et al.] // Journal of Oral and Maxillofacial Surgery. - 2015. - V. 73. -N.3.- P. 571.el-10.

146. Ressecção e reconstrução de cancro metastático cervical gigante utilizando uma transferência de retalho do músculo peitoral maior: um estudo prospetivo de 16 doentes IX. Zhang [et al.] // Oncology Letters. - 2015. - V. 10. -N.I.- P. 372-78.

147. Sammut L. Physical Activity and Quality of Life in Head and Neck Cancer Survivors: A Literature Review / L. Sammut, M. Ward, N. Patel / Intjof Sports Medicine. - 2014. - V. 35. -N.9. - P. 794-99.

148. Sandhir R. K. Aprenda a subir corretamente a escada da reconstrução simples para obter resultados óptimos / R.K. Sandhir // Indian Journal of Plastic Surgery. Sandhir // Jornal Indiano de Cirurgia Plástica. - 2018. - V. 51. - N.3. - P. 331-32.

149. Seidenberg, B. A técnica de anastomose de pequenas artérias / B. Seidenberg, E.S. Hurwitt, C. Carton // Surg Gynecol Obstet. - 1958. - V.106.-P. 743-6.

150. Morbilidade do ombro após reconstrução com retalho do músculo peitoral maior / J. Refos [et al] // Head & Neck. - 2016. - V. 38. -N. 8.- P. 1221-28.

151. Situação dos recursos de radioterapia em África: uma análise da Agência Internacional da Energia Atómica / M. Abdel-Wahab [et al.]. // The Lancet Oncology. - 2013. - V. 14. - №4. - P. 168 - 75.

152. Stephenson K.A. Do Proton Pump Inhibitors Reduce the Incidence of Pharyngocutaneous Fistula following Total Laryngectomy: a prospective randomised controlled trial / K.A. Stephenson, J.J. Fagan // Head Neck. Fagan // Head Neck. - 2015. - V. 37. - N. 2. - P. 2559.

153. Strauch B., Vasconez L., Herman C.K., Lee B.T.. Enciclopédia de Retalhos de Grabb. Cabeça e Pescoço 4ª Edição. Vol 1. 2009, 1215 p. ISBN07181774926.

154. Revisão estruturada de artigos que relatam funções específicas em

pacientes com cancro da cabeça e pescoço: 2006-2013 / S.N. Rogers [et al. Rogers [et al.] // Br J Oral Maxillofac Surg. - 2016. - V. 54. - N.6. - P. 45-51.

155. Suicide risk among cancer survivors: Head and neck versus other cancers IN. Osazuwa-Peters [et al.] // Cancro. - 2018. - V. 124. - P. 1-8.

156. O retalho supraclavicular como procedimento de resgate na reconstrução de defeitos complexos da cabeça e pescoço / H. R. Alves [et al.] //J. Cirurgia Plástica, Reconstrutiva e Estética. - 2019. - V. 72, №4.-P.9- 14.

157. Aparência subjectiva e objetiva de doentes com cancro da cabeça e do pescoço após reconstrução microcirúrgica e qualidade de vida associada - Um estudo transversal / K. Kansy [et al] // Journal of Cranio-Maxillofacial Surgery. - 2018. - V. 46. - N.8.- P. 1275-84.

158. Padrões de sobrevivência no carcinoma de células escamosas da cabeça e pescoço: a dor como fator prognóstico independente para a sobrevivência / C.C. Reyes-Gibby [et al.] // J Pain. - 2014. -V.15.-N. 10. - P. 1015-22.

159. The Birth of Plastic Surgery: The Story of Nasal Reconstruction from the Edwin Smith Papyrus to the Twenty-First Century (O Nascimento da Cirurgia Plástica: A História da Reconstrução Nasal desde o Papiro de Edwin Smith até o Século XXI). Cirurgia Plástica e Reconstrutiva 11. S. Whitaker / - 2007. - V. 120. - N. 1. - P. 327-36.

160. O curso da qualidade de vida relacionada com a saúde em doentes com cancro da cabeça e pescoço tratados com quimiorradiação: um estudo de coorte prospetivo /.M. Verdonck-de Leeuw [et al.] Radiother Oncol. - 2014. - V. 110.-P. 422-28.

161. O peso económico do cancro da cabeça e do pescoço: uma revisão sistemática da literatura / E. Wissinger [et al.] // Pharmacoeconomics. - 2014.-V.32.-P. 865-82.

162. O retalho livre de omento colhido por laparoscopia: uma opção convincente para a reconstrução craniofacial e da base do crânio / 246 P. Costantino [et al.] // Journal of Neurological Surgery Part B: Skull Base. - 2016. - V. 78. -N. 2.- P. 191-96.

163. O Retalho Pediculado Miocutâneo do Peitoral Maior Revisitado IS. Asamura [et al.] // Surgical Science. -2013.-V. 4, № 9. - P. 380-84.

164. Tratamento de doentes idosos com cancro da cabeça e do pescoço:

uma revisão IN. A. VanderWalde [et al.] *11* The Oncologist. - 2013. - V. 18. -N. 5.-P.568-78.

165. Bem-estar e qualidade de vida em doentes com cancro oral - Vulnerabilidade psicológica e respostas de coping à entrada no tratamento inicial *I* A. S. Bachmann [et al.] // Journal of Cranio-Maxillofacial Surgery. - 2018. - V. 46, № 9. - P. 1637-1644.

166. Wolff K.D. Retalhos perfurantes: o próximo passo na escada reconstrutiva? *I* K.D. Wolff // British Journal of Oral and Maxillofacial Surgery. - 2015. - V. 53. - N.9.- P. 787-95.

167. Wolff K.D. O diagnóstico e o tratamento do cancro da cavidade oral *I* K.D. Wolff, M. Follmann, A. Nast *11* Deutsches Arzteblatt international. - 2012. - V. 109. - N. 48. - P. 829-35.

168. Directrizes Globais da Organização Mundial de Gastroenterologia *I* J.R. Malagelada [et al. Malagelada [et al.] // Journal of Clinical Gastroenterology. - 2015. - V. 49.-N.5.-P.370-78.

169. Tendências mundiais das taxas de incidência dos cancros da cavidade oral e da orofaringe *I* A.K. Chaturvedi [et al.] // J Clin Oncol. - 2013. - V. 31. - N. 36. - P. 4550-59.

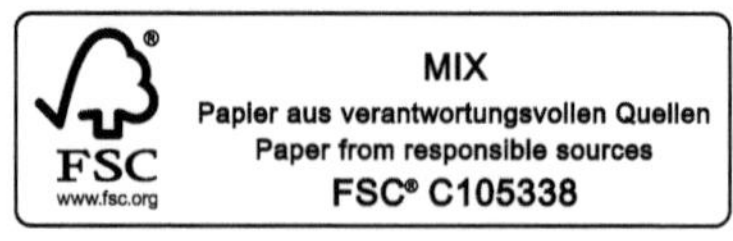

Printed by Books on Demand GmbH, Norderstedt / Germany